名老中医谈养生丛书

CHINESE MEDICAL WISDOM
HOW TO USE HERBAL PASTE

名老中医
教你用膏方

——[膏滋·调补·养生]

唐博祥　主编　刘清泉　主审

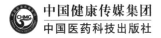

中国健康传媒集团

中国医药科技出版社

内 容 提 要

　　膏方，有滋补强身、防病驻颜、抗衰延年等功效，讲究辨证论治、一人一方，其药性滋润缓和，且口感好、服用方便，越来越受到人们的关注。本书中列举了高血压、糖尿病、痛风等常见病的调护膏方，以及适合九种不同体质者的养生膏方，还分别针对不同年龄阶段、不同性别人群的生理特点介绍了如何使用膏方，凝聚了作者多年的行医经验和体会，结合实际病例讲解，易懂易学，适合广大中医养生爱好者阅读学习。

图书在版编目（CIP）数据

名老中医教你用膏方 / 唐博祥主编 . — 北京：中国医药科技出版社，2018.1
（名老中医谈养生丛书）
ISBN 978-7-5067-9446-6

Ⅰ．①名… Ⅱ．①唐… Ⅲ．①膏剂－方书－中国 Ⅳ．① R289.2

中国版本图书馆 CIP 数据核字（2017）第 180877 号

美术编辑　陈君杞
版式设计　也　在

出版　**中国健康传媒集团**｜中国医药科技出版社
地址　北京市海淀区文慧园北路甲 22 号
邮编　100082
电话　发行：010—62227427　　邮购：010—62236938
网址　www.cmstp.com
规格　710×1000mm $\frac{1}{16}$
印张　11
字数　103 千字
版次　2018 年 1 月第 1 版
印次　2018 年 10 月第 2 次印刷
印刷　三河市国英印务有限公司
经销　全国各地新华书店
书号　ISBN 978-7-5067-9446-6
定价　**35.00 元**

编委会

主编　唐博祥

编委　朱洧仪　李　帷　程海英

主审　刘清泉

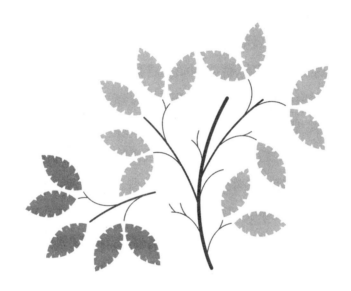

李 序

"秉天地岐黄之术，博采各大家之所长，以利造福百姓之福祉！"此乃中医学术经典传承至今的宝刀秘钥。本书发扬膏滋之所长，在于养，调养、补养以及慢养。

养生，养的是生命的根本。本该是一种生活的态度，一种习惯，一种自然而然的由内而生的习惯，而不是强行附加给自己的责任。人身之所以患病，源起于一个"恋"字。养生防病、已病则防于传、防于变，都寄于一个"舍"字，舍得才有所得、有所养。这是非常符合中医医家在治疗疾病的同时所提倡的养性延命观念的。断了不必要的"恋"，割了多余的"舍"，独留一个自然而然的养生习惯，而非偶尔几次养生心被唤醒而履行的保健责任。养生防病就是如此简单，然而却难以做到。

膏方养生，以膏滋濡养全身，调养生息。五脏六腑得到各自的气血补给，阴阳自能处于动态的平衡之中，稳中求和，恒中达变。如此的结果，稍加一想，自是其乐无穷。

李乾构

2017 年 6 月

张 序

读一本好书，不但可以从中学到知识、增长见识，同时还可以感受到其中的乐趣，并激发学习的兴趣。该书就是这样一本好书，既有专业知识，也有行医见闻、经验故事，读来不觉枯燥乏味，也不觉落入俗套，回味无穷。

膏滋方一直以来是中医养生与调理的重要方法之一。膏滋方调配得当，如同食疗一般，不仅有益健康，而且好吃不让人反感。开方的最高境界，是药方精简且对症下药。对于膏方的应用，诸多医家有不同见解，一味秋梨可成膏，四五十味药也可共熬成膏，只要对症便可共奏五脏调补之效，而且长期服用更适宜调补之用。

医家们之间技艺的切磋、医方经验的分享是无私的，在这本书中，膏方选药配伍，不拘一格，不泥古方，有自己的经验和创新，食物及药食同源之品入药方者多，对于疾病康复和健康保健的膏方服食者更易接受，受益良多。

本书付梓之际，寥寥数语，权以作序。

张声生

2017 年 6 月

前 言

　　每年到了立冬便是各大中医医院的养生膏方季，人们的养生意识在逐渐强化，春有百花茶饮，夏有三伏贴敷，秋有汤羹润养，冬有膏滋进补，仿佛养生已经是刻不容缓、随时随地的一项健康保卫工作，而懂中医、信中医、认中医的人们也越加深谙其道。古人云："春夏养阳，秋冬养阴""春生、夏长、秋收、冬藏"，实际上我们能够使用的养生办法有超过百种，而膏方算是经典中的经典。

　　传统中药剂型，除汤剂外，就是"丸、散、膏、丹"这四大缓调之剂，尤其适用于非急性起病期、慢性或过敏性患者、亚健康人群等作为长期调理来使用。缓调的目的在于调和气血阴阳、疏通五脏六腑、滋养四肢百骸，增进机体受损伤时的自我修复能力，加强自身的抗病能力，减少生病的机会与可能，真正做到标本兼治。

　　但仍然有很多人不理解甚至是误会了膏方的使用方式与时机，常会觉得膏方是"进补"的专利、非冬季不可食用、纯补而不泻故而有"恐补得太过"之弊等困扰和疑惑，而我在本书中将为大家揭开膏方的神秘面纱，纠正我们原有的一些错误观点。

　　生命的意义在于"慢""养"，试着让自己的生活步调和节奏慢一些，试着养出自己的好精力、好气色、好神志，使自己的"性"与"命"

保持在最佳状态，相信膏方是能够维系健康、延年益寿的一把非常棒的养生保健密钥！

本书中主要根据不同体质、常见疾病以及人生不同时期阶段的生理特点等具体情况，分享我的经验膏方，供大家一同参考、一起学习，"理"有依据、"法"有万象、"方"无止境、令"药"归于一膏，使阴阳调和、气血归元。

唐博祥

2017 年 9 月

目录

CONTENTS

［老年养生膏方］

［男性养生膏方］

［女性养生膏方］

〔青春期调理膏方〕

〔儿童养护膏方〕

〔外用膏方〕

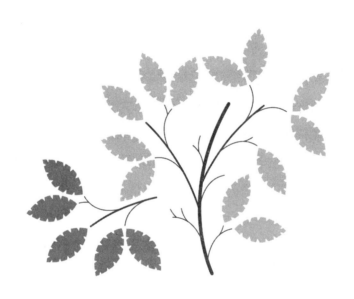

膏方养生之道

1. 膏方非单纯补品

膏方，俗称膏滋药，是将中药加水煎煮后滤渣，再加辅料而成的膏状制剂。秦伯未云："膏方者，盖煎熬药汁成脂液，而所以营养五脏六腑之枯燥虚弱者"。其具有滋补强身、治病纠偏、抗衰延年等多种作用。"膏"之一字，其意颇丰，以物言，则油脂为膏；以形态言，则凝而不固者谓之膏；以口味言，则甘美滑肤者为膏；以内容言，则物之精粹者为膏；以功用言，则有滋养膏润之作用；以药效言，膏可疗疾。膏方起源于先秦两汉，发展于唐宋，成熟盛行于明清，发展到现在成为临床按个人需求辨证处方制作的个性化膏滋药，因其有一人一方、临方调配的专项要求，故而在中医医生的四诊合参、辨证论治之下进行的处方调配效果最佳。

膏方具有滋养脏腑气血津液、平衡人体阴阳，兼具调养滋补和治病防病的综合作用。研习古代医籍发现，唐代以前的膏方多以祛邪治病为主，唐代以后，增加了扶正调补的药物，尤其到了清朝，出现了大量以补虚为主的膏方，一时间膏方成为滋润补益类方剂的专用名词。加之，部分医生喜欢多用补阳药，广大民众、行外人士片面地认为膏方纯补而适用于冬季虚证。其实不然，通过对《慈禧光绪医方选议》的研习发现，虽然清朝时期补益膏方盛行，但并非摒弃膏方救偏却病的功效，其长于扶正但不专于滋补，而以疗病愈疾、获得好的疗效为主要目的。

秦伯未亦云："膏方非单纯补剂，乃包含救偏却病之义。"膏方具有补中寓治、治中寓补、补治结合的特点。蔡淦认为，膏方用药不仅重视补气、养血、滋阴、温阳、生津、填精等补益功效，还应纠正体内之所偏，或化痰，或祛瘀，或行气，或清热，注重扶正不留邪，祛邪不伤正。由此可知，膏方虽善于补益，但不可只作为滋补强壮之药，施药得当，膏方必是治疗慢性疾病的最佳剂型，即作用由调补向调治的方向转化。随着社会经济的发展、人民生活水平的提高，代谢性疾病、免疫系统疾病、精神心理疾病等日趋严重，大多具有病程长、并发症多、易复发等特点，传统中药煎剂口感欠佳，患者依从性一般，而膏方具有辨证论治、一人一方、药性滋润缓和的要求，口感良好且易于携带，是治疗慢性疾病的理想剂型。我们将传统医学、循证医学及临床实践相结合，探讨膏方治病防病的具体作用，既保持中医传统特色，又避免缺乏循证依据的软肋。

（1）补益虚损，延缓衰老，长于中老年养生及重病后康复。《素问》云："女子五七，阳明脉衰，面始焦，发始堕；六七，三阳脉衰于上，面皆焦，发始白；七七，任脉虚，太冲脉衰少，天癸竭，地道不通，故形坏而无子也。""丈夫五八，肾气衰，发堕齿槁；六八，阳气衰竭于上，面焦，发鬓颁白；七八，肝气衰，筋不能动；八八，天癸竭，精少，肾脏衰，形体皆极，则齿发去。"

可见，人到中年，脏腑功能减退，阴阳气血失调，然古人善于养生可尽终其天年，度百岁而去。久病、重病之人，重伤气血，脏腑失养，以致旧病复发或致新病。膏方补益虚损的功效人尽皆知，其一人一方，辨证施药，补益之力优于普通煎剂，且以各种胶类收膏，辅以蜂蜜、冰糖等，作用持久，口感良好，适合长期服用。从清朝时期滋补膏方盛行，可在一定程度上看出膏方在补益虚损方面的优势。

（2）双向调节免疫功能，改善过敏体质，缓解哮喘。人体的免疫系统是防止并清除病原体入侵，具有发现并清除体内"非己"成分的功能。人体免疫功能的紊乱，既可发生基因突变或免疫功能低下的肿瘤疾病，又可因其功能亢进而致过敏性疾病，比如哮喘、鼻炎、湿疹等。膏方对机体的免疫功能具有双向调节作用。

（3）调节情绪，改善睡眠及情绪障碍。现代社会生活节奏快，竞争压力大，生活环境发生巨大改变，患有睡眠障碍、焦虑抑郁等精神心理疾病的人日趋增多。此类疾病大多归属中医学"不寐""郁证""癫狂"等范畴，心为五脏六腑之大主，主神明，肾为先天之本，主藏精，心肾亏虚是本病之本，加之气郁、痰浊、瘀血扰乱神明，终致夜寐欠安、精神抑郁、心情烦躁等精神心理症状。

现代医学主要以安眠药、抗焦虑抑郁药治疗，具有副作用大、药物易成瘾、容易耐受等缺点。而且此类患者性格或偏激或多疑，医顺性差，难以做到长期规律按时复诊。而膏方根据患者体质，从整体出发，辨证论治，口感良好，一剂膏方可以服用 1~3 个月，因此，膏方给此类患者提供了一种行之有效且易于接受的方法，可见中医中药治疗具有其特殊的优势。

（4）补肾益智，改善记忆，提高学习能力。肾为先天之本，肾藏精，脑为髓海，如果肾中精气不足则髓海空虚，历代中医对脑的作用极为重视，认为脑为神之府，从古到今不少中医大家用膏方补肾健脑，临证常常选用还少丹、河车大造丸、菖蒲郁金汤等。同时，中医学认为膏方辅料，如黑芝麻、核桃仁、龙眼肉及各种脑髓食物是健脑的上佳食品，经常食用这些可补充脑细胞活动能量的消耗，提高脑细胞功能。特别对于学习压力大的学生族，补肾健脑能提高记忆力，有助学习成绩的提高。

（5）调节激素水平，对更年期妇女及月经不调者作用非凡。激素是人体的重要物质，人体通过激素水平高低从而适应复杂变化的内外环境，激素水平的异常会导致各种疾病。更年期综合征，即卵巢功能的衰竭，雌激素缺乏，使围绝经期妇女的精神、心理乃至躯体器官发生相应的退行性变化，从而出现月经紊乱、烘热汗出、潮热面红、骨质疏松、情志异常等多种症状。归属于中医学"绝经前后诸证"范畴，病因主要为天癸将竭，肝肾不足，阴阳失衡。相对于现代医学激素替代治疗，中医药治疗具有效果明显、副作用小的优势。在调治上，应注重肝脾肾同调，以滋肾补肾为主，补通结合，静中有动，不忘兼症治疗，可获良效。

（6）调治未病，适宜亚健康调理。亚健康状态是机体处于健康与疾病之间一种生理功能低下的特殊状态，是机体尚无器质性病变、仅有某些功能性改变的"灰色状态"，或称"病前状态"。世界卫生组织所做的一项全球性调查表明，75% 的人处于亚健康状态。中医学不以实验室检查为唯一诊病依据，四诊合参，辨证论治，在调治亚健康方面具有良效及优势。膏方作为中医学传统制剂之一，根据患者不同体质特点和不同症状、体征，通过辨证论治而组方，用于临床兼顾面广，口感好，顾及脾胃，适宜久服，简单方便，是临床上一种个性化的防治疾病手段，能很好地体现治未病的思想。

（7）治已病，辅助治疗，减少药物副作用。现代医学对某些疾病的治疗简便、高效，但同时也难以避免不良反应、耐药性，中医药在减少药物副作用、减轻药物耐受方面有良效。而膏方就是一个非常好的可选用剂型。

2. 四季皆可食膏方

"冬令进补，来年打虎""冬令膏方"等俗语深入人心，在广大老百姓心中，膏方只适合冬季服用，但这其实是个误区。

冬季的确是服用膏方进补的好时期。冬令天气寒冷，万物藏伏，人与天地相应，人体精气内藏蓄积，是将息进补的好时节。现代医学观点，冬季气温低，机体为了保持一定的热量，需要摄入比热天更多的营养物质，以产生更多的能量，适应机体的需要，此时人们的食欲旺盛，药物易于吸收。膏方适宜冬季服用主要是针对补益为主的膏方。而且冬季气温较低，膏方易于保存。

事实上，许多慢性疾病患者一年四季都在服用中药，那为何不可四季服用膏方呢？目前有冷藏、真空包装等技术的使用，膏方的保存已不是问题。更重要的是，目前的膏方功效正从调补向调治转变，中医膏方具有强大的治病纠偏的临床疗效，而不是单纯的壮阳滋阴的滋补药。"有是证，用是药"，只要患者存在阴阳气血失调，就可根据患者体质开具膏方。关键在于医生灵活用药，因人、因时、因地治宜，权宜达变。

因此，膏方岂能只是冬季的专利？

研读古籍文章便会发现，其实早有膏方不限于冬季服用的记载。如通过对《慈禧光绪医方选议》的研读，膏方不限于冬季服用，只要于病有利，一年四季均可使用。在《慈禧光绪医方选议》的记载中，御医开的膏方有二月的祛风和脉调气利湿化痰膏，三月的资生健脾膏、清热养肝活络膏，四月的调气化饮膏、调中清热化湿膏，五月的调肝和胃膏，六月的五味子膏、益气平胃健脾膏，七月的扶元益阴膏、明目延龄膏，八月的二冬膏、梨膏，九月的扶元中和膏、润肺和肝膏，十月的清嗽止渴抑火化饮膏，十一月的养阴调中化饮膏等，可见一年中都可服用膏方。

故而，膏方四季均可服用，关键在于整体把握患者体质，结合气候、地域、流年等特点，灵活用药、辨证处方。

（1）春季宜用益气疏肝、扶正固表膏方。风邪为春季之主气，风为百病之长，无孔不入，致病广泛；五脏化五气，肝对应于春季。《素问·四气调神大论》云："春三月，此谓发陈，天地俱生，万物以荣，夜卧早起，广步于庭，披发缓行，以使志生，生而勿杀，予而勿夺，赏而勿罚，此春气之应，养生之道也。逆之则伤肝。"因此春季应顺应春生之气，保持春三月情绪舒畅，膏方应以健脾益气、疏肝理气为主。临证可选用四君子汤、玉屏风散等。同时，春季是万物复苏的季节，花粉、尘螨等过敏原弥漫于空气中，因此春季是过敏性疾病的好发季节。医生遣方用药之时，可加用益气祛风、养血和血之品，如蝉衣、僵蚕、蕲蛇、防风、地肤子等具有抗过敏作用的中药，亦可合用消风散、当归饮子等。

（2）夏季宜用清心降火之清补膏方。火为夏季主气，暑热难耐，长夏多湿，心对应于夏季，故夏季多见暑热耗气伤阴、暑热夹湿、暑热扰乱心神之象。临床上常见身热口渴、汗多神疲、体倦乏力、口燥咽干等暑热耗气伤阴之症，心烦失眠、情绪急躁等暑热扰乱心神之症，头重身痛、腹痛吐泻、胸脘痞闷等暑热夹湿之症。《素问·四气调神大论》云："夏三月，此谓蕃秀，天地气交，万物华实，夜卧早起，无厌于日，使志无怒，使华英成秀，使气得泄，若所爱在外，此夏气之应，养长之道也。逆之则伤心。"因此，夏季膏方应以清热养心、疏肝理气、益气养阴为主。临证可选用生脉饮、天王补心丹等。

（3）秋季宜用滋阴润燥之膏方。燥为秋季主气，肺对应于秋季，秋季常见感受凉燥、温燥的外燥证，或由于脏腑津亏液耗而致内燥证。《素问·四气调神大论》云："秋三月，此谓容平，天气以急，地气以明，早卧早起，与鸡俱兴，使志安宁，以缓秋刑，收敛神气，使秋气平，无外其志，使肺气清，此秋气之应，养收之道也。逆之则伤肺。"加之，夏季的暑、热、湿邪耗气伤阴，因此秋季膏方应以清肺润燥、滋阴生津为主。临证可选用补肺汤、益胃汤、沙参麦冬汤等。

（4）冬季宜用益气温阳、补肾填精之膏方。寒为冬季主气，肾对应于冬季，寒主收引，易伤阳气。冬季常见感受外寒而致寒邪客胃、寒阻经络，或由于脾肾阳虚而致里虚内寒之证。冬季阳气内藏，阴精固守，是进补的好时机。《素问·四气调神大论》云："冬三月，此谓闭藏，水冰地坼，无扰乎阳，早卧晚起，必待日光，使志若伏若匿，若有私意，若已有得，去寒就温，无泄皮肤，使气亟夺，此冬气之应，养藏之道也。逆之则伤肾。"因此，冬季膏方应以益气温阳、补肾填精为主，辅以血肉有情之品，兼顾阴阳。临证可选用河车大造丸、七福饮、还少丹、大补元煎等。

膏方是中医学一颗璀璨的明珠。中医膏方不仅善于补益，更能治病纠偏，只要医生辨证准确，用药灵活，膏方完全适合四季服用。

3. 男女老少且有别

膏方是药，专供防病治病的。每个人的体质不同，基础疾病不同，要辨证论治，所开膏方要因人而异、药证相符、药病相合，不能千人一方，或开大同小异的膏方。开膏方的医生临床经验、医疗水平要相对高一些，对病情要有预见性，要把握疾病的发生发展规律。一料膏方在南方要服 1~2 个月，在北方要服 2~3 个月。在 1~3 个月的时间里，膏方是固定的，预计病情也应该是相对稳定的，不能出现病变药不变的意外情况。病变了，膏方就不适用了，停服后既给患者带来经济损失，又造成中药资源的浪费。

膏方的适宜人群有五类：慢性病患者、亚健康者、老年人、女性和儿童。

以下几类慢性疾病患者特别适合膏方调理。

消化系统疾病：慢性胃肠炎、慢性肝病、消化道肿瘤术后调理、功能性消化不良，表现为饮食无味、体质虚弱、消瘦、面色苍白、全身乏力等。

呼吸系统疾病：哮喘、慢性咳嗽、慢性支气管炎、肺源性心脏病，表现为长期咳嗽、咳痰、体质虚弱、乏力等。

心脑血管系统疾病：冠心病、脑栓塞，表现为心悸气短、胸闷不舒、肢体麻木、乏力、头晕头昏、失眠健忘、畏寒怕冷等。

外科疾病：各种手术术后滋补，表现为术后体虚乏力、头晕眼花。

男性调养：阳痿早泄、遗精尿频，予以补肾益气。

骨科疾病：骨质疏松、关节炎，表现为身有疼痛、手足怕冷等。

儿科疾病：过敏体质，包括（呼吸道、消化道、皮肤等处的过敏性疾患）。小儿反复慢性呼吸道感染、厌食、生长缓慢、消化不良，表现为小儿易感冒、吃饭不香、大便稀溏等。

耳鼻喉科疾病：过敏性鼻炎、慢性咽炎，表现为鼻痒、鼻塞、易打喷嚏、喉咙痛等。

女性疾病：月经不调、带下病、备孕调理、产后体虚、更年期综合征等。

4. 急性起病需暂歇

急性病变化多端，用药要紧跟病情的变化而变化。而膏方是相对固定的，没有以不变应万变而通治百病的功能。服用膏方不能刻舟求剑，不然必食恶果。处于慢性病不稳定期的患者，因病情变化较多，需及时调整处方，不宜用膏方。另外，诊断不明确者，治疗方向难确定，中医治则治法可能有变化，也不宜用膏方。

从另一角度来看，外感邪气发病之时，若仍服用滋补调理的膏方不仅不能起到滋补身体的作用，更会助长邪气，造成新感疾病的加重。所以建议急性起病，哪怕是单纯的上呼吸道感染，都应暂时停用滋补膏方。

5. 用法用量重在缓

膏方一般由 20~50 味药物按照君臣佐使的原则配伍，经长时间熬制，用阿胶、蜂蜜等浓缩收膏而成，因此具有针对性强、防治皆宜的特点。

要想取得膏方的良好疗效，消化吸收是关键。部分人服用前需服"开路方"，调理好肠胃，药物才能吸收。有些人脾胃运化功能差，临床上常见舌苔厚腻、食欲差，此时服膏方不但起不到调理作用，反而加重脾胃负担，出现各种不适症状。因此，在此类人群正式服膏方前，医生一般会因人而异开出一些健运脾胃、理气化湿的中药，改善患者的脾胃功能。这些先膏方而行的中药，被形象地称为"开路药"。

"开路药"的另一作用是通过试探性进补，观察服药后反应，为医生开好调补对路的膏方做好准备，通常提前 2~3 周服用。"开路药"一般根据症状开出汤剂为多，也可在医生指导下服一些调理脾胃的中成药，如藿香正气片、香砂六君丸、参苓白术片、健脾丸等。

（1）服用时间。《神农本草经》谓："病在四肢血脉者宜空腹而在旦。"空腹服药的优点是可使药物迅速入肠，并保持较高浓度而迅速发挥药效。滋腻补益药，宜空腹服，如空腹时服用肠胃有不适感，可以改在半饥半饱时服用。

一般服用的药量和次数，是每天早、晚各一次，对于病情较重的旦。"空腹服药的优点是可使药物迅速入肠，并保持较高浓度而迅速发挥药效。滋腻补益药，宜空腹服，如空腹时服用肠胃有不适感，可以改在半饥半饱时服用。

一般服用的药量和次数，是每天早、晚各一次，对于病情较重的人，也可调整为每天早、中、晚各一次。对于滋补为主的膏滋，宜选择空腹服用；安心神、镇静安眠类药物宜在睡前 2~3 小时服用。

（2）服用方法。冲服，即取适量膏滋加白开水充分搅匀使之融化后服下。

（3）服用剂量。一般每次 15~20 克（常用汤匙 1 匙为准），儿童酌减。

6. 素膏荤膏相更迭

膏方按照制作工艺不同，可分为荤膏、素膏、蜜膏、清膏四种。在制作过程中，如果加入动物胶（如阿胶、龟甲胶等）或动物药（如胎盘、鹿鞭等）的，称为荤膏；没有加入动物胶或动物药的，称为素膏。在制作过程中，加入糖类（如蜂蜜、冰糖、白糖、饴糖等）的，称为蜜膏；在制作过程中经浓缩已达黏稠状态，尚未加入糖类、胶类即收膏的，称为清膏。

其中，以清膏、素膏更适合现代亚健康人群，因为这些人对自己的日常养生保健已经十分注意了，会服用一些进补的药材，身体不缺

7. 养生之术扬医道

近年来，人们对膏方养生的认知进一步提高，越来越多的人将其作为追求健康的时尚之选，膏方这颗中国古老养生文化中的璀璨明珠，也逐渐成为现代人追求高品质生活的一种方式。

膏方尤其注重精气神的护养，以人体健康平衡观为重，巧妙应对正邪虚实，充分体现天人合一的思想和沉淀深厚的中医文化精华。随着亚健康人群增多、人口老龄化加剧、人们对自身健康问题的重视，以及中医"治未病"体系的倡导与推广，养生保健热潮悄然兴起。而受不良饮食习惯、环境污染等因素影响，人们更容易出现"阳有余阴不足"的现象，体有"虚火"者极为普遍。对于这些人群，膏方是非常合适的进补选择。

膏方的主要功效如下。

（1）补虚扶弱。凡气血不足、五脏亏损、体质虚弱或因外科手术、产后以及大病、重病、慢性消耗性疾病恢复期出现各种虚弱症状，均应冬令进补膏方，能有效促使虚弱者恢复健康，增强体质，改善生活质量。

（2）抗衰延年。老年人气血衰退，精力不足，脏腑功能低下者，可以在冬令进补膏滋药以抗衰延年。中年人，由于机体各脏器功能随着年龄增加而逐渐下降，出现头晕目眩、腰疼腿软、神疲乏力、心悸失眠、记忆减退等症状，进补膏方可以增强体质，防止早衰。

（3）未病先防。膏方对调节阴阳平衡，纠正亚健康状态，使人体恢复到最佳状态的作用较为显著。在节奏快、压力大的环境中工作，不少年轻人因精力透支，出现头晕腰酸、疲倦乏力、头发早白等亚健康状态，膏方可使之恢复常态。

（4）已病防变。针对患者不同病症开列的膏方确能防病治病，尤其对于康复期的癌症患者，易反复感冒的免疫力低下患者，在冬令服食扶正膏滋药，不仅能提高免疫功能，而且能在体内贮存丰富的营养物质，有助于预防来年疾病复发，增强抵抗力。

膏方的制作是门复杂的工艺，主要有配方、浸药煎煮、沉淀提取、浓缩收膏、凉膏等一系列科学操作过程，最忌操之过急，需用心熬制。同样，服用膏方的人也不能持有"立竿见影"的心态，需把中医养生融入你的生活，将膏方调理作为一种享受，饮食要清淡、生活有规律，在静心中慢慢调补，在心静中缓缓康复。

九种体质养生膏方

1. 平和体质
——健康基于阴阳的动态平衡

朱熹说："半亩方塘一鉴开，天光云影共徘徊，问渠那得清如许？为有源头活水来"。人也是这样，但凡你的进和出，包括中间环节，是一脉相通、畅通无阻的，你的外形必然是清爽的。平和体质就有这种特点，适应环境的能力很强，耐寒又耐热。

人活在世上不要太敏感，太敏感就会七情波动，肯定会伤你的内脏。中医学认为，喜、怒、忧、思、恐各对应一个脏腑，怒太多伤肝，思太多伤脾，忧太多伤肺，喜太多伤心，恐太多伤肾。如果总是很敏感，老是有剧烈的情绪，那就会伤内脏，时间久了，脏腑功能失调，再久的话气血痰湿就出来了，然后出现脏腑形态结构发生变化，肿瘤、血压高、动脉硬化就都来了。具有钝感力的人七情很难被激惹起来，情绪很平稳，那么脏腑就老老实实待在体内，该干嘛干嘛。如果你的脏腑在做正常工作的同时，总是被你的情绪招惹，它就会受到影响。这就告诉大家，你要想向着这个平和体质靠拢，就要先把你的心态调好。所以中医养生无非就是养形和养神两方面，其中养神放在第一位。神调不好的话，内脏是不得安宁的。即使花很多时间去锻炼，但不注意自己的性格修为，那一切努力都是会付诸东流的。

所有的调理其实应当从小开始。适当培养小孩子的自我约束能力，什么事情适可而止，不能过分，慢慢他长大以后就会吃东西不过分，对东西不贪婪，干什么事情不会熬夜，不会去恣情纵欲。养生并不是老年人的事，等老了再讲养生就真的难为医生和自己了。

有一个重要的养生原则就是不要扰动它，不伤不扰，顺其自然。不要乱进补，高丽参和冬虫夏草不是粮食，而是药。是药三分毒，人参用得不对，照样会杀人。不要没事找事，更不要画蛇添足。

"流水不腐，户枢不蠹"说的是：运动乃增强体质、延年益寿的重要方法。日常的运动锻炼应遵循一定的原则，否则不仅达不到锻炼的目的，反而会对身体造成损伤。第一，运动应当掌握养生要领，调心、调息，做到精神专注、呼吸均匀，使得内外和谐、气血周流。第二，运动要适度，不宜过量，尤其是老年人，即便是身体健壮也不要做过于激烈的运动，以太极拳、八段锦、气功、快走为佳。第三，运动应当持之以恒，坚持不懈。锻炼不仅是身体的锻炼，同时也是意志和毅力的锻炼。

另外，一年四季的养生原则各有不同，有的放矢方为养生之道。

春归大地，阳气生发，适于踏青赏花、郊游戏水，此时应当保护阳气，调摄精神。春季气候变化较大，不宜立刻减去衣被，着装宜"上薄下厚"；饮食上应多食绿叶蔬菜，忌食酸涩收引之品。另外，春季也是疫病多发的季节，应当注意个人卫生，避免感染疾病。

夏季阳盛于外，应注意保护阳气，防止耗散太过。天气炎热，更应调息静心，心静自然凉。夏季作息宜晚睡早起，常用温水沐浴，切勿贪凉、过食生冷，或空调温度过低；饮食应选时令瓜果蔬菜，常饮绿豆汤可清热解暑，膳食应清淡忌油腻；运动时防止大汗、暴晒，注意及时补充水分。

秋季自然界的阳气由疏泄趋向收敛、闭藏，起居作息上应早睡早起，适时增加衣被，以防感受伤寒。秋季饮食宜食酸收之品，此季节时令果蔬丰富，酸味水果可保肺滋阴、益胃生津。

冬季万物蛰伏潜藏，以抵御严冬。此时应顺应季节变化以闭藏为养，要求精神内敛，起居作息应当早睡晚起，节制房事，固护精气。饮食应以滋阴温阳为主，适食牛羊肉、黑木耳、母鸡，少食盐；锻炼应注意防寒，避免冻伤，大风、大寒、大雪、雾霾天气不宜进行户外锻炼。

2. 阳虚体质
——养阳、补养、壮阳分三步

何为"阳"？阳气有温暖肢体、脏腑的作用。

【阳虚之因】阳虚体质发病多因先天禀赋不足、寒湿之邪外侵、过食寒凉之品、忧思过极、久病不愈、房事不节等引起脏腑功能损伤，"阳消阴长"，阴寒之气偏盛而生里寒，表现为体内阳气不足，机体温煦、推动、蒸腾与气化等作用减退，甚者出现水液潴留的证候。

【阳虚之象】形体白胖或面色淡白无华、平素怕寒喜暖、四肢倦怠、小便清长、大便时稀、唇淡口和、常自汗出、脉沉乏力、舌淡胖。此种体质者患病则易从寒化，可见畏寒蜷卧、四肢厥冷，或腹中绵绵作痛、喜温喜按；或身面浮肿、小便不利；或腰脊冷痛、下利清谷；或阳痿滑精、宫寒不孕；或胸背彻痛、咳喘心悸；或夜尿频多、小便失禁。

【阳虚之治】阳虚体质所表现之症状多端，治疗大法当益气、温阳、散寒。因肾为一身阳气之根，脾为阳气化生之源，尤应益脾肾之气、温脾肾之阳。

【阳虚之养】

精神调养：《黄帝内经》中说"肝气虚则恐"，意思是肝脏功能差的人，容易恐惧。又指出"心气虚则悲"，这是说心脏功能低下者精神上易出现悲哀的情绪。中医学认为，阳虚是气虚的进一步发展，故而阳气不足者常表现出情绪不佳，易于悲哀，故必须加强精神调养，要善于调节自己的情感，去忧悲、防惊恐、和喜怒、消除不良情绪的影响。

环境调摄：此种体质多形寒肢冷，喜暖怕凉，耐春夏不耐秋冬，故阳虚体质者尤应重环境调摄，提高人体抵抗力。对于年老及体弱之人，夏季不要在外露宿，不要让风扇直吹，亦不要在树荫下停留过久。

加强体育锻炼："动则生阳"，每天应进行1~2次体育锻炼，选择适合自己的运动项目和强度，如选择瑜伽、太极拳、五禽戏等活动。

饮食调养：多食有壮阳作用的食品，如羊肉、狗肉、鹿肉、鸡肉，根据"春夏养阳"的法则，夏日三伏，每伏可食羊肉附子汤一次，配合天地阳旺之时，以壮人体之阳。

【养阳补虚通用膏方】

黑顺片、苍术、白术、黄芪各3份，生姜、肉桂、鹿角霜、九香虫各2份，陈皮、茯苓、炙甘草、阿胶、鹿角胶、龟甲胶各1份，羚羊角粉0.5份，蜂蜜适量，共熬成膏。

＜膏方故事＞●●●●●●●●●●●●●●●●●●●●●●●●●●●●●●●●●●●●

黄先生是一名中年男子，最近一年多来，因为不断有工作上的调动，而出现过度疲劳。原本冬天身体也特别好，现在秋冬季容易畏寒怕冷，大便稀溏，腰膝酸痛，并且伴有性功能减退，特别是在冬天症状更是加重。

这是一个典型阳虚而且急需要治疗的案例。阳气具有温暖肢体及脏腑的作用，是人体一切活动的动力，阳气虚损则神疲乏力，不思活动，反复的恶性循环之下，人体只会越发憔悴，仿佛一夕之间可老了一二十岁，但与那种一夜白发并不同，前者是虚损至极，而后者为肝气郁结，血不养发。

这位患者在膏方补养阳气的调理之下，一开始并没有太大的改善，可有一天他突然来就诊，很激动地告诉我，他太太怀孕了，我这才一下明白。正因为虚损的情况是一点一滴慢慢补足的，所以平时不会有太大的改变，毕竟一下子补过头了肯定要上火，这并不是我们想要的结果。而他太太的怀孕给了他一剂定心丸，在我看来也正是阳虚情况有了明显改善，才会如此顺利地受孕。不过我又开始担心，不会因为家中要添新成员了，他就更加拼命工作，再一次损伤自身气血阴阳吧。好在患者告诉我，当一个好爸爸的前提条件是可以健健康康地陪着宝贝游戏、成长，所以他肯定不会拼命苦干，必定会照顾好刚调理好的身体的，我听后很是欣慰。

3. 阴虚体质
——滋阴、养血、生津不可缺

何为"阴"？血为阴、津液为阴，血、津、液虚损日久，则成阴虚。

【阴虚之因】阴虚体质常因燥热之邪外侵、过食温燥之品、忧思过度、房事不节、久病之后等引起脏腑功能失调，阴液暗耗而成阴液亏少，阴虚生内热，表现为机体失去濡润滋养，虚热干燥、虚火躁扰不宁的证候。

【阴虚之象】若为面色苍白无华或萎黄、唇色淡白、头晕眼花、心悸失眠、手足发麻、舌质淡、脉细无力，属血虚之象。

若形体消瘦、面色潮红、口燥咽干、心中时烦、手足心热、少眠、便干、尿黄、不耐春夏、多喜冷饮、脉细数、舌红少苔，则为阴虚之象。

若患病后，上述诸症更加明显，或伴有干咳少痰、潮热盗汗为肺阴虚；或心悸健忘、失眠多梦为心阴虚；或腰酸背痛、眩晕耳鸣、男子遗精、女子月经量少为肾阴虚；或胁痛、视物昏花为肝阴虚。

【阴虚之治】阴虚病证由于病因不一，首先导致相关某脏病变，五脏互关，久则可累及他脏，症状表现多端，治疗大法当滋养阴液，佐以清虚热。阴虚体质者关键在补阴。五脏之中，肝藏血，肾藏精，同居下焦，所以，以滋养肝肾二脏为要。

【阴虚之养】

精神调养：血虚的人，时常精神不振、失眠、健忘、注意力不集中，故应振奋精神。当烦闷不安、情绪不佳时，可以听一听音乐，欣赏一下戏剧，观赏一场幽默的相声或哑剧，能使精神振奋。

而阴虚体质之人性情较急躁，常常心烦易怒，这是阴虚火旺、火扰神明之故，故应遵循《黄帝内经》中"恬淡虚无""精神内守"之养神大法。平素在工作中，对非原则性问题，少与人争，以减少激怒，要少参加争胜负的文娱活动。

环境调摄：此种体质的人形多瘦小，而瘦人多火，常手足心热，口咽干燥，畏热喜凉，冬寒易过，夏热难受，故在炎热的夏季应注意避暑。

饮食调养：应保阴潜阳，宜清淡，远肥腻厚味、燥烈之品。可多吃些芝麻、糯米、蜂蜜、乳品、甘蔗、鱼类等清淡食物，对于辛辣刺激性、温热香燥、煎炸炒爆的饮食应有所禁忌。少食过分温热燥热的食物，以免耗伤人体阴液，如辣椒、大蒜、韭菜、花椒、桂皮、干姜、丁香、羊肉、狗肉等。

节制性欲：因为精属阴，阴虚者需当护阴，性生活太过可伤精，应节制性生活。

【滋阴养血通用膏方】

百合、生地、当归、丹参、党参各3份，石斛、麦冬、白芍、赤芍、大枣、桃胶各2份，枸杞子、菊花、龙眼肉、何首乌、阿胶各1份，蜂蜜适量，共熬成膏。

< 膏方故事 >••••••••••••••••••••••••••••••••••

小李（化名）今年20多岁，因为染上了手淫的恶习，所以导致遗精频繁，出现了干咳无痰，手足心热，特别是夜间烦热，口舌干燥，大便干燥，甚至出现腰酸、盗汗的现象。

这是一例阴虚证候患者的典型表现，而且已经有阴虚火旺的症状出现了。阴虚必须补阴，而火旺为标还需标本同治，故而本例在补养肝肾亏虚之阴的同时，不可失了清虚热这一治则。

我在开膏方的时候很喜欢药食同源之品，因为我认为每料膏方服用的时间都不短，1~3个月不等，而多一些药食同源之品，更能够促进脾胃对于药效的吸收，所以这算是我开膏方的一个特色。

这位小李其实在就诊的时候很是害羞，因为这么大了还从未交过女朋友，又被三两个一起玩游戏的哥们给带坏，才染上了手淫无度的恶习。所以我还给他做了一下心理疏导，告诉他他还很年轻，调理起来不难，等调理好了，有多余的精力全部投入到锻炼之中，身体强健了，爱慕他的人肯定会多起来，到时候看看有没有有缘分的可以谈谈恋爱，如此慢慢步入健康的正轨，也能预防许多慢性疾病的发生。他确实把我的话听进去了，听说后来爱上了运动，在健身房还当了健身教练，不仅健康找回来了，没过一年就遇上了心仪的女子，幸福地结婚了。

4. 痰湿体质
——化痰、化湿勿忘化运脾胃

何为"痰湿"？这里的"痰"并非指一般概念中的痰，而是指人体津液的异常积留，是病理性的产物。"湿"分为内湿和外湿，外湿指空气潮湿、环境潮湿，如淋雨、居处潮湿等，外在湿气会侵犯人体而致病；内湿是指消化系统运作失宜，对水在体内的流动失控以致津液停聚，或因饮食水分过多，或因饮酒、生冷饮料，而使体内津液聚停而形成内湿。

【痰湿之因】痰湿体质的发生多由各种病因导致脏腑气化功能失调，气血津液运化失调，水湿停聚，聚湿成痰，痰湿内蕴，留滞脏腑，反过来影响脏腑功能。

【痰湿之象】形体肥胖、嗜食肥甘、神倦、懒动、嗜睡、身重如裹、口中黏腻、便溏，脉濡而滑、舌体胖、苔滑腻。若病则胸脘痞闷，咳喘痰多；或食少，恶心呕吐，大便溏泄；或四肢浮肿，按之凹陷，小便不利或浑浊；或头身重困，关节疼痛重着、肌肤麻木不仁；或妇女白带过多。

【痰湿之治】痰湿病证表现多端，治疗大法当燥湿化痰。因脾为生痰之源，肺为储痰之器，肺脾两虚则痰湿无以运化代谢出体外，又肾主水也，肾气亏虚则水液停滞于内，亦可加重痰湿。故应肺、脾、肾三脏同治，以利痰浊得化，湿浊得散。

【痰湿之养】

环境调摄：不宜居住在潮湿的环境里。在阴雨季节，要注意湿邪的侵袭。

饮食调理：少食肥甘厚味，酒类也不宜多饮，且勿过饱。多吃些蔬菜、水果，尤其是一些具有健脾利湿、化痰祛痰的食物，更应多食之，如白萝卜、荸荠、紫菜、海蜇、洋葱、枇杷、白果、大枣、扁豆、薏苡仁、红小豆、蚕豆、包菜等。

运动锻炼：痰湿之体质多形体肥胖，身重易倦，故应长期坚持体育锻炼，散步、慢跑、球类、游泳、武术、八段锦、五禽戏以及各种舞蹈均可选择。活动量应逐渐增强，让疏松的皮肉逐渐转变成结实、致密之肌肉。气功方面，以动桩功、保健功、长寿功为宜，加强运气功法。体育锻炼应以微汗为宜，以助气血顺畅。

药物养生：痰湿之生与肺、脾、肾三脏关系最为密切，故重点在于调补肺、脾、肾三脏。若因肺失宣降、津失输布、液聚生痰者，当宣肺化痰；若因脾不健运、湿聚成痰者，当健脾化痰。

【运脾化浊通用膏方】

藿香、木香、茯苓、白术、苍术各3份，石菖蒲、砂仁、豆蔻、焦神曲、山楂、麦芽、鸡内金各2份，芦根、葛根、白茅根各1份，蜂蜜适量，熬成蜜膏。

＜膏方故事＞···

葛太太一向为人温和恭谦，心宽体胖，是典型的老好人，老家是江苏无锡，从小就特别喜欢吃甜食。但是有一段时间，她的家人发现她的脸上有些黄斑还比较油，眼泡总是浮肿，而且她自己感觉变得很容易出汗，汗很黏，还总是困倦、胸闷、痰多。她来就诊时，我问了她二便情况，她说大便比较黏腻，总好像没有排干净的感觉，而且有时可见小便微浊有泡。正值梅雨潮湿天气，她觉得周身不爽，总是

"黏黏嗒嗒"的。

这是一例典型的痰湿体质患者，据她说年轻时还没有结婚生孩子那会身材可苗条了，就是怀孕的时候觉得要给胎儿最好的营养，结果不断地吃啊吃，最后才发现肉都长在自己身上了，女娃娃生下来也就5斤8两（2.9千克）。而且她在孕期血糖还没有控制好，得了妊娠糖尿病，还好产后血糖就恢复正常了，只是这身材一直没恢复苗条。

像葛太太这一体质的患者，若是也属于心宽体胖型者，来到我这调理，一般就是汤药加膏方，先予以调理体质。而对于减重，其实我的观点是，先别想着要瘦身、减肥，最重要的是要让体质回归到平和状态，身体健康了体重就能自行往下降了，再配合运动锻炼、饮食的多样和规律，就会看到令人满意的效果，而且这才是真正不会复胖的健康瘦身法哦！

话说葛太太真的很认真，在家人的支持下，服用我开的中药方调理，加上自己持之以恒的锻炼，9个月之后她再来到我的诊室就诊时，整个人瘦了下来，而且非常有精神，我们都为她感到开心。

5. 湿热体质
——分清上中下三焦湿浊热邪

何为"湿热"？所谓"湿"，即通常所说的水湿，它有外湿和内湿的区分。外湿属于外邪，称为湿邪，多由于气候潮湿、涉水淋雨或居室潮湿，使外来水湿入侵人体而引起，其致病具有重浊、黏滞、趋下特性。内湿是一种病理产物，与脏腑功能失调有关。

"热"，也是一种邪气，致病具有炎热升腾等特性，称为火热之邪。热也可以因机体脏腑功能失调产生，称为内热。火热之邪侵犯人体或机体脏腑功能失调产生内热时可导致热证。

【湿热之因】中医学认为脾有"运化水湿"的功能，若体虚消化不良或暴饮暴食，吃过多油腻、甜食，脾不能正常运化而使"水湿内停"。脾虚的人也易招来外湿的入侵，外湿常困阻脾胃使湿从内生，所以两者是既独立又关联的。

湿热中的热是与湿同时存在的，或因夏秋季节天热湿重，湿与热合并入侵人体，或因湿久留不除而化热，或因"阳热体质"而使湿"从阳化热"，因此，湿与热同时存在很常见。

【湿热之象】肢体沉重，发热多在午后明显；舌苔黄腻，脉数。具体表现因湿热所在不同的部位而有差别：在皮肉则为湿疹或疔疱；在关节筋脉则局部肿痛。但通常所说的湿热多指湿热深入脏腑，特别是脾胃的湿热，可见脘闷腹满，恶心厌食，便溏稀，尿短赤，脉濡数；其他如肝胆湿热，表现为肝区胀痛，口苦食欲差，或身目发黄，或发热怕冷交替，脉弦数；膀胱湿热见尿频、尿急，涩少而痛，色黄浊；大肠湿热见腹痛腹泻，甚至里急后重，泻下脓血便，肛门灼热，口渴。

常见体征有面垢油光、多有痤疮粉刺，常感口干口苦、眼睛红赤、心烦懈怠、身重困倦、小便赤短、大便燥结或黏滞，男性多有阴囊潮湿，女性常有带下增多。病时上述征象加重，舌质偏红，苔黄腻，脉象多见滑数，性情急躁、容易发怒，不能耐受湿热环境。常见的皮肤病有痤疮、湿疹、银屑病、汗疱疹、湿癣、脂溢性皮炎、酒渣鼻等。易患黄疸、火热证、痈疮和疖肿等病症。

【湿热之治】脾虚，导致运化水湿、精微的功能失调，故以健脾清热为主。还需"调肝温肾"，因肝主宣泄，"肝气郁结"则面色晦暗、斑毒于形、疮痍滋生。肾主水，肾司水液代谢，肾水失调则皮肤粗糙暗沉。

如果肝气郁结、肾水失调也会影响人体的代谢，会助长"水湿内停"，加重湿热体质症状。

【湿热之养】

饮食方面：主食可选用富含矿物质的食物，如薏苡仁、莲子、茯苓、赤小豆、蚕豆、绿豆等。肉食可选用富含蛋白质的食物，如鸭肉、鲤鱼、兔肉、鲫鱼、田螺、泥鳅等。蔬菜可选用富含有机酸、微量元素的食物，如冬瓜、丝瓜、葫芦、苦瓜、黄瓜、白菜、芹菜、荠菜、卷心菜、莴笋、莲藕、空心菜、萝卜、豆角、绿豆芽、苋菜、芥蓝、竹笋、紫菜、海带、四季豆等。水果可选用哈密瓜、枇杷、橙子、梨、马蹄等。

重点推荐薏苡仁和苦丁茶，苦的东西清热去火。苦丁茶对面部等身体上部的湿热更有效。也可以常吃苦瓜等。

忌食辛辣燥烈、大热大补、肥甘厚腻的食品，如酒、奶油、动物内脏、辣椒、生姜、大葱、大蒜等，还有狗肉、鹿肉、牛肉、羊肉、燕窝、银耳、辣椒、菠萝、荔枝、芒果等温热性食物。减少甜食、咸食和酒、碳酸类饮料等摄入，以免助湿生热。勿过度饱食。应戒除烟酒，因为烟酒是可以生湿生热的。

【清热芳香化浊膏方】

藿香、大腹皮、苏子、苏梗、茯苓、莱菔子、芦根各3份，法半夏、陈皮、竹茹、生姜、枳壳、厚朴、白茅根各2份，石菖蒲、白芷、钩藤、葛根各1份，黄柏、黄芩、黄连各0.5份，蜂蜜适量，熬成蜜膏。

< 膏方故事 > ···

曾有个外国人来到我这看诊，我们简称他为M先生。他不仅看中医，而且是奔着"喝汤药"来的，让我十分惊讶。

M先生的体形有些偏胖，他的中文很好，他说自己脸上总是油光满面，看起来不清爽，而且很容易生粉刺痘痘，行动起来也比较缓重，常常觉得嘴里发苦、口干，每天一早刷牙就能看到舌苔黄、厚腻。和他一起来的是他的妻子（是位中国人），太太说他最近一段时间不知为何非常容易急躁，容易发脾气。饮食上他爱吃辣，但是吃了辣就容易上火，眼睛里出现红丝，甚至还会便秘。

后来细聊中我发现，M先生近半年因为他的公司出现了一些危机，几乎天天在工作、应酬，结果就逐渐出现了上述症状。听太太说中医有办法调整他现在的状态，于是他才来就诊，希望通过中医中药的调理，让他尽快恢复原来的健康状态。

我首先对他进行了一个月的汤药调理，之后便予以膏方调理，同时还配了泡脚方，让 M 先生每天快走 1 小时，睡前用药方泡脚。如此内服外治了 2 个多月后，他告诉我最明显的改变就是舌苔已经明显消退，自己也不再那么容易起急焦躁，而且每天的运动锻炼让他在出汗后觉得全身倍感轻松，压力释放了很多。

6. 气郁体质
——情绪管理问题的根源所在

何为"郁"？人体之气是生命运动的根本和动力。生命活动的维持，必须依靠气。《管子·中匡》中说："郁浊困滞。"人体的气除与先天禀赋、后天环境以及饮食营养相关以外，与肾、脾、胃、肺的生理功能密切相关。所以机体的各种生理活动实质上都是气在人体内运动的具体体现。当气不能外达而结聚于内时，便形成"气郁"。

【气郁之因】中医学认为，气郁多由忧郁烦闷、心情不舒畅所致。长期气郁会导致血循环不畅，严重影响健康。人体"气"的运行主要靠肝的调节，气郁主要表现在肝经所经过的部位气机不畅，所以又叫作"肝气郁结"。

【气郁之象】形体消瘦或偏胖，面色苍暗或萎黄，平素性情急躁易怒，易于激动，或忧郁寡欢，胸闷不舒，时欲太息，舌淡红，苔白，脉弦。若病则胸胁胀痛或窜痛；或乳房、小腹胀痛，月经不调，痛经；或咽中梗阻，如有异物；或颈项瘿瘤；或胃脘胀痛，泛吐酸水，呃逆嗳气；或腹痛肠鸣，大便泄利不爽；或气上冲逆，头痛眩晕，昏仆吐衄。

【气郁之治】本因在于肝气郁结。肝主气机运转，肺主气的宣发与肃降，故治疗气郁时，需肝肺同调。

【气郁之养】

调摄情志：此种体质的人性格内向，神情常处于抑郁状态，根据《内经》"喜胜忧"的原则，应主动寻求快乐，多参加社会活动、集体文娱活动，常看喜剧、滑稽剧、听相声，以及富有鼓励、激励意义的电影、电视，勿看悲剧、苦剧。多听轻快、开朗的音乐，多读积极的、鼓励的、富有乐趣的、展现美好生活前景的书籍，以培养开朗、豁达的意识，在名利上不计较得失，知足常乐。

体育锻炼及旅游活动：运动和旅游活动均能锻炼身体，畅通气血，既欣赏了自然美景，调剂心情，呼吸了新鲜空气，又能增强体质。气功方面，以强壮功、保健功、动桩功为宜，着重锻炼呼吸吐纳功法，以开导郁滞。

饮食调养：可少量饮酒，以活络血脉。多食一些能行气的食物，如佛手、橙子、荞麦、韭菜、茴香菜、大蒜、火腿、高粱皮、刀豆、香橼等。

药物养生：常用香附、乌药、川楝子、小茴香、青皮、郁金等疏肝理气解郁的药为主的方剂。

【舒利气机通用膏方】

当归、鸡血藤、首乌藤、香附、郁金、雪燕各3份，蔓越莓、炒枣仁、玫瑰花、绿萼梅、代代花、柴胡、白芍各2份，降香、沉香、香附、青皮、郁金、黑巧克力、灵芝各1份，红酒、蜂蜜适量，熬成蜜膏。

＜膏方故事＞••

小韩（化名）总是莫名其妙地多愁善感、忧郁脆弱，而且食欲也差，睡眠质量一直不好，很难入睡，入睡以后也睡得很浅，一点点小动静就会把她惊醒，所以她一直都胖不起来。比较疲惫的时候常常觉得胸口胀闷，在经前有明显的乳房胀痛感，甚至还会觉得走路的时候肋骨部位发痛，两胁肋的部位有时会胀痛或有紧紧作痛感。

这样一例典型的气郁体质者，相信很多人看到都会觉得"这不就是我的现状嘛"。虽不至于到"林妹妹"的程度，但就是会经常觉得哪儿哪儿都不舒服，心情也不好，没有能够让自己快乐起来的事情。

我常常在看诊时、讲课时给患者破除一个误区，那就是膏方并非冬天才能"进补"用，而汤药也并非"无法治疗急性病症"，这是对中医中药疗效的误解。比如小韩这位患者，气郁的体质很难因为一次性治疗而改变，因为这不仅与身体健康相关，也与自身性格紧密关联，而性格一旦形成，尤其是成人，就很难被改变。所以我在调理这一类患者的时候，通常让他们每到季节交替时都要来进行调理，若是严重时则随时来调，不拘时节。

这类体质的人经过一段调理后，周围的亲朋好友会逐渐发现他们越来越随和，不像原来一样不太好相处，小韩在回诊时就是这么跟我说的。

7. 气虚体质
——赶走疲劳，和"林妹妹"说拜拜

何为"虚"？虚是指衰弱，不充实。《素问·通评虚实论》中说："邪气盛则实，精气夺则虚。"

【气虚之因】气虚体质多因先天禀赋不足、长期饮食失调、情志失调、久病、劳累之后，年老体弱引起心、肺、脾、肾功能损伤。因心主血脉，肺主一身之气，肾藏元气，脾胃为"气生化之源"，因此气虚体质易导致推动血液运行作用减退，体内气的化生不足，机体防御外邪、护卫肌表、维护内脏的功能减退。

【气虚之象】形体消瘦或偏胖，体倦乏力，面色苍白，语声低怯，常自汗出，且动则尤甚，心悸食少，舌淡苔白，脉虚弱，是其基本特征。若患病则诸症加重，或伴有气短懒言、咳喘无力；或食少腹胀、大便溏泄；或脱肛、子宫脱垂；或心悸怔忡、精神疲惫；或腰膝酸软、小便频多，男子滑精早泄、女子白带清稀。

【气虚之治】以补气养气为总治则，还应针对脏腑辨证，分别选用补脏腑之气的方药，因肺主一身之气，肾藏元气，脾胃为"气生化之源"，故脾、胃、肺、肾皆当温补。根据气血同源理论，适当加用补血药。

【气虚之养】

气功锻炼：肾为元气之根，故气虚宜作养肾功，其功法如下。

①屈肘上举：端坐，两腿自然分开，双手屈肘侧举，手指伸直向上，与两耳平。然后，双手上举，以两胁部感觉有所牵动为度，随即复原，可连做 10 次。本动作对气短、吸气困难者有缓解作用。

②抛空：端坐，左臂自然屈肘，置于腿上，右臂屈肘，手掌向上，做抛物动作 3~5 次，然后，右臂放于腿上，左手做抛空动作，与右手动作相同，每日可做 5 遍。

③荡腿：端坐，两脚自然下垂，先慢慢左右转动身体 3 次，然后两脚悬空，前后摆动十余次。本动作可以活动腰、膝，具有益肾强腰的功效。

④摩腰：端坐，宽衣，将腰带松开，双手相搓，以略觉发热为度。再将双手置于腰间，上下搓摩腰部，直到腰部感觉发热为止。搓摩腰部实际上是对腰部命门穴、肾俞、气海俞、大肠俞等穴的自我按摩，而这些穴位大多与肾脏有关。待搓至发热之时，可起到疏通经络、行气活血、温肾壮腰之作用。

⑤"吹"字功：直立，双脚并拢，两手交叉上举过头，然后弯腰，

双手触地，继而下蹲，双手抱膝，心中默念"吹"字音，可连续做十余次，属于"六字诀"中的"吹"字功，常练可固肾气。

饮食调养：可常食粳米、糯米、小米、黄米、大麦、山药、籼米、莜麦、马铃薯、大枣、胡萝卜、香菇、豆腐、鸡肉、鹅肉、兔肉、鹌鹑、牛肉、狗肉、青鱼、鲢鱼等食物。

【补益中气通用膏方】

黄芪、白术、陈皮、西洋参／党参／太子参（请根据自身体质、年龄、性别选取相应的参类）各3份，柴胡、当归、山药、升麻各2份，甘草、生姜、大枣、代代花各1份，蜂蜜适量，熬成蜜膏。

＜膏方故事＞·······················

谢妈妈天生丽质，虽然是白领阶层中的佼佼者，但是她却总是快乐不起来，身体柔弱，并且平时总是易患感冒。在日常生活中感觉全身乏力，疲惫不适，或见气短、多汗，运动后加剧。虽不至于容易焦虑、起急、忧伤，但也能与现代版"林妹妹"搭上边了。

不过，谢妈妈原来并不这样，在一次意外流产后，身心过于疲惫，又没有得到很好的小月子调理，进而落下了这种毛病。她来找我看诊时，已有一个上小学的宝贝了，她才32岁，流产是大约一年多前的事了，但一直累积的气虚表现让她非常困扰。她本身又是一个不爱认输的性格，所以把所有精力都投入到工作上，每天下班到家几乎都是累到几近"虚脱"的状态，她的家人非常理解她，孩子也很独立好学，家务活基本都是她爱人一手包办，她还是十分幸运和幸福的。这一年来她也间断调理过几次，始终不见有大的好转，来到我这边也就是抱着再试试的心态。我给她开了补益中气的汤药和膏方，还特意叮嘱她一定要坚持治疗和调理，肯定会收到满意的疗效。

很多时候我们会质疑：为什么吃了药不见好？往往，有很多优秀的医者就这样被患者误解其医术不佳。我们不妨问问自己：现在的疾病症状表现有多久了，而在没有明显症状前，我们又透支了多久的健康。若是你的病症累积已有 1 年，再加之病症未浮现前已透支了大半年的健康（比如难以节制的疲劳、紧张、应酬等），那么，要想完全调理好，您需要给自己短则 1~3 个月，长则一年半载的时间。

8. 血瘀体质
——脸上色斑、血管堵塞的罪魁祸首

何为"瘀"？血液凝滞之象。《说文》："瘀，积血也。从广，於声。"汉代张仲景《伤寒论》："伤寒瘀热在里，身必黄。"

【血瘀之因】血瘀体质发病常因各种病因导致脏腑功能失调，体内血液运行不畅或内出血不能消散而成瘀血内阻证候，瘀血形成之后反过来影响脏腑经络功能。

（1）七情不畅。肝主疏泄喜条达，若情绪长期抑郁，肝失疏泄，气机瘀滞，气滞则血瘀；或恼怒过度，肝郁化火，血热互结，血热煎熬成瘀。"心主血脉""脾统血"，思虑过度，劳伤心神，易致心失所养，脾失统摄，血液运行不畅或血溢脉外不能消散而成血瘀。

（2）寒冷侵袭。气候骤冷，久居寒冷地区，寒邪侵袭人体，经脉蜷缩拘急，血液凝滞，即寒凝血瘀。

（3）年老体弱。脾胃虚损或肾阳虚衰，气虚鼓动无力，血液运行不畅，血液瘀滞，即气（阳）虚血瘀。

（4）久病未愈。久病入络，血脉瘀阻，血行不畅；久病正气亏损，气不摄血，血行脉外不能消散而成血瘀。

【血瘀之象】面色晦滞，口唇色暗，眼眶暗黑，肌肤甲错，易出血，舌紫暗或有瘀点，脉细涩或结代。若病则上述特征加重，可有头、胸、胁、少腹或四肢等处刺痛。口唇青紫或有出血倾向、吐血、便黑等，或腹内有癥瘕积块，妇女痛经、经闭、崩漏等。

【血瘀之治】以活血化瘀为大法。因心主血脉、肝藏血、脾统血，故心、肝、脾皆当活血养血、通利血络。

【血瘀之养】

运动锻炼：多做有益于心脏血脉的活动，如各种舞蹈、太极拳、八段锦、动桩功、长寿功、内养操、保健按摩术等，以全身各部都能活动，助气血运行为原则。

饮食调理：可常食桃仁、油菜、慈姑、黑大豆等具有活血祛瘀作用的食物，酒可少量常饮，醋可多吃。山楂粥、花生粥亦颇相宜。

药物养生：可选用活血养血之品，如地黄、丹参、川芎、当归、五加皮、地榆、续断、茺蔚子等。

精神调养：血瘀体质者在精神调养上，要培养乐观的情绪。精神愉快则气血和畅，营卫流通，有利血瘀体质的改善。反之，苦闷、忧郁则可加重血瘀倾向。

【通利血脉通用膏方】

丹参、川芎、当归、赤芍、桃仁各3份，鸡血藤、红藤、钩藤、首乌藤各2份，乳香、红花、阿胶各1份，三七粉0.5份，蜂蜜适量，共熬成膏。

< 膏方故事 > ···

何何（化名）是一名餐厅老板娘，常年不休息地工作，只有过年时除夕休息半天，因为腱鞘囊肿来找我针灸。后来经过2次治疗就好了，转而请我给她调理体质。

望诊可见患者的脸色不好，晦暗萎黄，皮肤偏黯、色素沉着，还经常有瘀斑，面颊部还有类似蝴蝶样的"蝴蝶斑"，患者告诉我她经常会出现周身不定处的疼痛，检查过也没有任何器质性疾病存在。再细细望其蝴蝶斑下，可见眼眶暗黑，而且嘴唇暗淡，舌质暗有瘀点或片状瘀斑，舌下静脉曲张。

当时我就给她开了膏方调理，同时再辅以活血化瘀、益气美白效果的中药面膜，令其以鸡蛋清调和后敷面，嘱忌食辛辣、油腻、厚味、冰凉之品，每周必须有2次以上运动到大汗淋漓为止，坚持半年必可看到切实效果，而且不会反弹。

我们来探讨一下"反弹"的问题。患者到我这里就诊时会反映，很多坊间的"保健方法"在停下治疗后会出现反弹的问题。治疗效果是否确实，不在于当下的症状改善有多么快速，而在于改善之后是否"反弹"。当然，出现"反弹"时需先问问自己是否挥霍了症状改善后的健康，若无，则可追究是疗效未达治疗根本之力，只不过蒙了一个表象。

9. 特禀体质
——过敏别闹，发作起来真烦心

何为"特禀"？又称特禀型生理缺陷、过敏。"特禀"指的就是"特殊禀赋"。

【特禀之因】由于遗传因素和先天因素所造成的特殊状态的体质，主要包括过敏体质、遗传病体质、胎传体质等。

【特禀之象】

第一种，是过敏体质。即使不是感冒也经常鼻塞、打喷嚏、流鼻涕，容易患哮喘，易对药物、食物、气味、花粉等过敏，皮肤容易起荨麻疹，常因过敏出现紫红色瘀点、瘀斑，皮肤常一抓就红，并出现抓痕。

第二种，是遗传病体质。就是有家族遗传病史或者是先天性疾病的人群，这一类大多很难治愈。

第三种，是胎传体质。就是母亲在妊娠期间所受的不良影响传给胎儿所造成的一种体质。有些人是家族性的过敏，从小就有，持续一生，有些人可能三四十岁了才出现症状。也就是说，这种人存在先天特殊条件，什么时候发作受环境影响。

总体特征：先天失常，以生理缺陷、过敏反应等为主要特征。

形体特征：过敏体质者一般无特殊症状；先天禀赋异常者有畸形，或有生理缺陷。

常见表现：过敏体质者常见哮喘、风团、咽痒、鼻塞、喷嚏等症状；患遗传性疾病者有垂直遗传、先天性、家族性特征；患胎传性疾病者具有母体影响胎儿个体生长发育及相关疾病特征。

心理特征：随禀质不同情况各异。

发病倾向：过敏体质者易患哮喘、荨麻疹、花粉症及药物过敏等；遗传性疾病如血友病等。

适应能力：适应能力差，过敏体质者对过敏季节适应能力很差，容易引起旧病发作。

【特禀之治】益气固表，养血消风。

【特禀之养】

饮食调养：饮食宜清淡、均衡，粗细搭配适当，荤素配伍合理。少食荞麦、蚕豆、白扁豆、牛肉、鹅肉、鲤鱼、虾、蟹、茄子、酒、辣椒、浓茶、咖啡、腥膻发物及其他含致敏物质的食物。

居家调护：保持室内清洁，被褥、床单要经常洗晒，室内装修后不宜立即搬进居住。春季减少室外活动时间，可防止对花粉过敏。不宜养宠物，起居应有规律。

体育锻炼：积极参加各种体育锻炼，增强体质。

个人防护：天气冷时要注意防寒保暖，预防感冒。

【平调抗敏通用膏方】

防风、黄芪、白术、茯苓各3份，白芷、秦艽、薏苡仁、赤小豆各2份，首乌藤、荆芥穗、焦山楂、焦麦芽、焦六神曲各1份，蜂蜜适量，熬成蜜膏。

＜膏方故事＞ ·······················

小贾同学每到春天花粉季节，总是发生皮肤瘙痒、皮肤红疹等过敏现象，家长非常焦急。经诊断小贾为特禀体质，也就是我们经常所说的"过敏体质"，他来就诊时带来了往日发病时的治疗方，无一不是养血消风为主的治则治法，这是非常对证且有效的。但家长就问我："为什么您说这些医生开的方子都很好，我们也确实觉得有效，但就是每年春天都犯病呢？"

我的回答是："因为您没为孩子做到提前预防、愈后整体调理的工作，只是每年有的放矢地'治标'，却没认真投入时间和耐心'治本'。"也许每个医生都会嘱咐患者"好了也要再来巩固治疗"，但很多患者会自动忽视这句话，所以，不能责怪医生没有把疾病的根本为您去除，是因为您没有给医生时间。

说到本次就诊，家长也是因为孩子的过敏又犯了，听别人说我这看诊疗效还不错，所以才来的。这样的事他们每年都做，而且每年都找不一样的医生，因为觉得每一次医生都只予以治标而不治本。

于是我与他们聊了很久，从为什么会过敏，到怎么预防过敏，巨细靡遗地解说，然后特别说明调理是需要花时间的，预防、治疗和调理要按步骤、花时间来做，不可半途而废。

预防，通常我会用外治加对证制作的丸药；治疗，则标本兼顾，汤药的立法处方依然以养血消风为主；调理，除了以膏方巩固汤药的疗效之外，也为下一步接续着预防的手段做准备。

经过一整年的诊治，第二年春天，家长带着小贾同学又准时来看诊了，这次小贾的过敏没有复发，家长和小贾都十分高兴，希望来开点食疗方，进一步巩固疗效、调理保健。

常见病调护膏方

1. 养精蓄锐之安眠膏方
——好睡眠带来好精力

晚上 10:00~10:30 睡觉最好。此时睡觉是进入浅睡眠阶段，而从入睡到进入深度睡眠一般需要 30~60 分钟。晚上 11:00 到凌晨 3:00，是人进入深睡眠的最佳时间段。只要这 4 个小时睡好了，便能保证第二天精力旺盛。这也符合中医科学理论。

（1）子时深睡以温胆。子时（晚上 11:00~ 凌晨 1:00）对应经络为胆经。胆汁需要新陈代谢，人在子时入眠，胆方能完成新陈代谢。这时进入睡眠状态有利于骨髓造血，凡是子时前入睡者，晨醒后会头脑清晰，气色红润。但这个时候心脏功能最弱，心脏病患者绝大多数在夜间发病或死亡。

（2）丑时沉睡以保肝。丑时（凌晨 1:00~3:00）对应经络为肝经。丑时是肝脏修复的最佳时段。人的思维和行动要靠肝血的支持，废旧的血液要淘汰，新鲜的血液要产生，这种代谢通常都是在肝经最旺的丑时完成。此时必须进入熟睡状态，让肝脏得到最充足的能量。

如果此时没有入睡，肝脏还在输出能量来维持人的思维和活动，新陈代谢会受到影响，或无法完成新陈代谢。"卧则血归于肝"，所以丑时没入睡者，面色呈青灰，情志倦怠而躁，易生肝病。

（3）寅时熟睡以畅肺。寅时（凌晨 3：00~5：00）对应经络为肺经。大地阴阳从寅时开始转化，由阴转阳，人体此时也进入了阳盛阴衰之时。此刻肺经最旺，肝脏在之前两个小时把血液推陈出新之后，将新鲜的血液输送给肺，通过肺送往全身。所以睡眠好的人清晨起来面色红润，精力充沛。

【养精蓄锐之安眠膏方】

茯神、炒枣仁、柏子仁、首乌藤各 3 份，黄连、煅牡蛎、珍珠母各 2 份，吴茱萸、阿胶、鹿角胶、龟甲胶、鳖甲胶各 1 份，淡竹叶 0.5 份，蜂蜜适量，共熬成膏。

＜膏方故事＞ ···

曾经有患者问过我：只要能睡够 8 小时，不管夜里睡还是白天睡是不是都一样？

答案当然是：肯定不一样，白天的睡眠不能替代夜间睡眠。

原因在于人体生物钟的规律其实是按照天人相应的法则在运作的，而一日十二时辰分别有十二经络穿流而行，周流全身，经气所过之处，便修复或启动不同经络对应脏腑的功能，而夜间的睡眠，是很好的修复或启动胆经、肝经、肺经的方式。例如早晨5:00~7:00为大肠经经脉之气所过之时，这个时辰就该起床准备排便了，而不应处于睡眠之中。再比如上午7:00~9:00为胃经经气循行所过，故而人体就应该进食，以促进脾胃功能的运化能力，使食物的营养能够滋养全身各脏腑器官。所以说，人在何时睡眠、何时醒来、何时劳作、何时饮食，都是与天相应的，无法因为偏废而有人为改变的权利。

正因如此，每当接诊日夜倒班的年轻人，身为医者，我都会很不舍，因为上夜班等于牺牲了自己的最佳休整时间，身体再壮实也终将处于亚健康的状态，更何况现今社会上，处于健康体质的人群可以说是少之又少。

中医学认为"胃不和则卧不安"，而睡眠不安稳又何尝能够让自己的肝胆、肺系、胃肠得到疲劳后的最佳复原呢！故而我这边推荐了一个较为平和的安眠膏方，并不是您辨证后服用就能够睡的时间更长，而是能够促进深度睡眠所占的睡眠时间比例，达到消除疲劳、养精蓄锐的疗效。

2. 降压通用膏方
——高血压病的降压方

高血压病的形成是一个长期的病理生理过程，不是单一因素，而是由素体、精神、饮食、七情、劳欲等多种因素交互作用所致。体质的阴阳偏盛或偏衰、禀赋不足、脏腑亏损等为发病的内因，高度精神紧张、劳倦过度或强烈精神刺激等是发病的常见因素。恣食肥甘、嗜食咸味或烟酒过量而聚湿生痰，助阳化火又是不可忽视的促发因素。

本病是现在很常见的一种疾病，大多数高血压患者必须通过药物来控制血压水平，在基本控制后可以使用中医中药调理的办法来维持血压的稳定，所以中医的辨证思路及带来的疗效其实是降压药在减量过程中的重要辅助角色。

很多人就是害怕自己会终身服药，所以就吃吃停停，这样反而会加重自己高血压的病情。大家都知道匀速跑是最省劲的，吃药也是一样，如果吃吃停停血压会忽高忽低，会加重你的心脏和血管负担，引发危险。正确的方法是先服降压药，然后通过中医的治疗，慢慢地达到降低和稳定血压的目的。

血压升高其实是人体的一种本能反应，这与发高烧的道理是一样的，都是身体的一种自我本能保护机制。就像我们往高楼上供水一样，如果输水管道通畅的话，一般的压力就能轻轻松松把水送到顶层；而如果管道壁中间出现了壅滞或者堵塞，或者输送的水的浓度变高，变得黏稠的时候，就要提高压力才能把水送到顶层。所以出现高血压的时候，一味地降压并不是治疗根本的方法，只有把"管道"清理通了，把输送的液体黏稠度降低了，压力才会降下来。

很多高血压患者存在着痰浊和瘀血的问题。所谓痰浊就是指身体很多黏液代谢不好，血液黏稠度高，平常总是痰声辘辘，痰总是堵塞在自己的呼吸道、消化道，甚至散布在细胞中间，中医学中把这种体质称为痰饮体质。我们用化痰的方法把它稀释后，从血管里面往细胞间输送和渗透时受到的阻力就会变小，人的血压就会降低。另外，也有很大一部分人是有瘀血现象的，简单来讲就是在动脉、静脉血管里面或毛细血管里面出现血流不畅，于是身体局部会出现冷、硬、闷、痛的情况，用一些活血化瘀、化痰排浊的中医学思路来处方用药，提高了血液的循环能力以后，人的血压也就会逐渐降下来。

【降压通用膏方】

天麻、生石决、丹参、牛膝各3份，阿胶、钩藤、菊花、山楂各2份，三七、地龙、夏枯草、藿香各1份，蜂蜜适量，共熬成膏。

＜膏方故事＞••••••••••••••••••••••••••••••••

有这么一类患者，除了有高血压、高血脂或糖尿病等慢性病之外，平时基本不感冒，睡觉、吃饭、大小便也都正常，与常人基本无异。他们的保养、养生方法就是固定服用慢性病药，再加上定期的丸药或膏方对证调理。

所以我有很多老患者，每年都会来门诊一两次，只是开点膏方或丸药回去调养用。这么多年，每年在基本固定的时间见到这些患者朋友，其实我甚是欣慰，他们气色佳、精神足，虽然摆脱不了慢性病药的长期服用，但与疾病共存相安无事。

让我印象比较深的一位患者，多年前因孕期出现高血压，产后降压效果不是很好，自那以后降压药就没再断过，想来也有七八年的时间了。平时这位女性患者也没有过多的不适感，但会在熬夜后出现头晕头胀、耳鸣的情况，其实这是肝风内动的典型表现。所以我每次见到她总会提醒她，尽量避免熬夜、过于劳累的情况发生，然后根据每年的流年气候变化，以及她当下的辨证结果，开一两帖适合她的膏方，用以缓解并且控制血压的波动，效果一直不错。

3. 降脂通用膏方
——高脂血症的降脂方

随着人们生活水平的不断提高，高血压病、高脂血症、冠心病、糖尿病、肥胖症等富裕性疾病的发病率也明显上升，已经引起全社会的关注。这类疾病是威胁中老年人健康的第一大杀手，高脂血症、糖尿病、肥胖等相关性十分密切的病症，其相加总发病率可达10%，考虑到复合患病因素，这是一个非常严重的问题及社会现象。

中医学认为，膏脂虽为人体的营养物质，但过多则会形成高脂血症，故而为患。凡导致人体摄入膏脂过多，以及膏脂转输、利用、排泄失常的因素均可使血脂升高，其病因有以下几点。

（1）情志刺激。思虑伤脾，脾失健运，或郁怒伤肝，肝失条达，气机不畅，膏脂的运化及输布失常，血脂升高。

（2）体质禀赋。父母肥胖，自幼多脂，成年以后，形体更加丰腴，而阳气常多不足，津液膏脂的运化及输布迟缓，血液因膏脂过多而黏稠、行滞不前；或素体阴虚阳亢，脂化为膏，溶入血中，血脂升高。

（3）喜静少动。或生性喜静，贪睡少动；或因职业所限，终日伏案，多坐少走，人体气机失于疏畅，气郁则津液输布不利，膏脂转化利用不及，以致生多用少，沉积体内，浸淫血中，故血脂升高。

（4）年老体衰。人老则五脏六腑皆衰，以肾为主。肾主五液，肾虚则津液失其主宰；脾主运化，脾虚则饮食不归正化；肝主疏泄，肝弱则津液输布不利，三者皆能使膏脂代谢失常，引起血脂升高。若房劳过度，辛劳忧愁，亦可使人未老而先衰。

（5）消渴、水肿、胁痛、黄疸、症积等证不愈。消渴证基本病机属阴虚燥热，由于虚火内扰，胃热消谷而善饥，故患者常多饮多食，但饮食精微不能变脂而贮藏，人体之脂反尽溶为膏，混入血中，导致血脂升高。

水肿日久，损及脾肾，肾虚不能主液，脾虚失于健运，以致膏脂代谢失常。

胁痛、黄疸、症积三者皆属肝、胆之病，肝病气机失于疏泄，影响膏脂的输布转化，胆腑不能净化浊脂，引起血脂升高。

（6）饮食失当。饮食不节，摄食过度，或恣食肥腻甘甜厚味，令过多膏脂随饮食进入人体，输布、转化不及，滞留血中，因而血脂升高。

又或长期饮食失当，或酗酒过度，损及脾胃，健运失司，致使饮食不归正化，不能化精微以营养全身，反而变生脂浊，混入血中，引起血脂升高。前者为实证，后者为虚中夹实证，这是两者不同之处。

【降脂通用膏方】

山楂、决明子、葛花、苍术、黄芪、茯苓、桃仁各3份，海藻、丹参、清半夏、青皮、陈皮、甘草各2份，大麦茶、荷叶、蒲黄、虎杖各1份，蜂蜜适量，熬成蜜膏。

＜膏方故事＞·······························

医生总会在看诊后交代一句："多喝水"，但其实有很多人不是不愿意去做，而是没有想喝水、口渴的感觉。

这种没有想喝水的现象，在中医诊断学的范畴里主要有两种证候类型：瘀血内停与水湿内盛，而血脂高的人群多半都是这两种辨证类型之一。

可越是如此，就越是需要增加饮水量，以及蔬果的摄入，才能在中药调理养生的基础之上，达到满意的疗效。当然，必不可少的还有运动锻炼，以及清淡的饮食。

各位可千万别有先入为主的想法，认为只有形体肥胖之人才会出现高血脂。血液因血脂高而黏稠，进而血流速度减缓，杂质残留于血管之中，形成"血栓"。血栓游荡在血管之中，很可能发生栓塞的急性起病，甚至危及生命。这与体型胖瘦不存在必然关系。因此，并非瘦人就不会血脂增高，只不过肥胖者更容易出现高血脂罢了。

降血脂的食疗方法很多，药食同源之品有山楂、大麦茶、决明子、陈皮、葛花等，我在上述降脂通用方中，主要就是以这些药食同源之材，合上二陈汤化痰浊之力，加之活血、清热之品，共奏运化膏脂、通畅血液运行之效。

4. 控糖通用膏方
——糖尿病也能用膏方

糖尿病是由于胰岛功能减退而引起碳水化合物代谢紊乱的代谢障碍性疾病。主要表现是血糖过高、糖尿、多尿、多饮、多食、消瘦、疲乏。

膏方，是将中药材煎汤浓缩，加入阿胶、鹿角胶、龟甲胶等胶质药物，煎熬成膏状，根据需要可加冰糖或饴糖，糖尿病患者则加入木糖醇等矫味，配制成膏剂。这是四季调补的中医养生好办法。但在服用膏方前应先请中医医生根据您自身的体质，辨证论治开出处方，如同量体裁衣一样，制成完全适合于您生理特点的个性化膏方。

所以，您如果对于"糖尿病患者是否适合服用膏方"有所疑问的话，答案是可以服用。运用膏方防治糖尿病及其各种并发症，疗效较好，并可改善患者体质及生活质量。

糖尿病患者冬季膏方进补的原则是"一通二补"。一通是指必须保持消化通畅，减少小肠对糖分的吸收。二补是以补阴为主，兼以补气。因为糖尿病患者火热之证居多，热必伤阴耗气，久则气阴两虚。可对证选用滋肾、生津、清热为主的方剂煎服和制作膏方，如玉液汤、沙参麦冬汤、六味地黄丸等为主方进行加减。

服膏方最忌求速效。糖尿病患者由于其病情的特殊性，服用膏方进补一定要在专业的中医医生指导下进行，切不可未经医生诊断处方，随意服用成品膏方进补，否则有害无益。此外，糖尿病患者在血糖波动、存在急性并发症、病情未得到有效控制的情况下，不宜服用膏方。服药期间如遇感冒发热，伤食吐泻，也应立即暂停食用膏方。

【控糖通用膏方】

北沙参、麦冬、天花粉、黄芪、鹿角霜各3份，生晒参、淫羊藿、桃仁、牛膝、地骨皮各2份，山楂、赤芍、白芍、菊花、阿胶各1份，肉桂、砂仁各0.5份，木糖醇或甜菊精（用以代替冰糖或蜂蜜进行调味使用）适量，共熬成膏。

< 膏方故事 > ●●●

糖尿病患者的症状、体征大多有阴虚、燥热的表现，阴虚为本，燥热为标，而膏方在滋阴补虚、清热润燥的作用上很是明显，故而糖尿病患者在医生的准确辨证下，是可以使用膏方进行血糖稳定后的调理的。

比如我有位患者，男性，52岁，确诊糖尿病已有10年，算是比较年轻的时候就确诊的一个病案，多年来使用降糖药控制，但效果并不明显，最主要的原因在于工作忙碌，所以不能保证饮食和体育锻炼的正常进行。大约两年前出现过足背破口难以愈合，血糖忽高忽低的状态，也就是糖尿病足的表现，他便想试试中医调理的方法缓解病情。

糖尿病的并发症很多，我们如果积极调整自身血糖紊乱的情况，不任其自由发展，可有效预防并发症的发生或控制并发症的病情。临床上经常有同时患高血压和糖尿病的患者，在控制住血糖后，血压也能趋于平稳。而我这位患者算是"醒悟"得比较晚的了，不然也不至于出现并发症。

我给他开了汤药，内服加外敷，三四个月时间伤口才慢慢收口，血糖也平稳了下来。接着我便开了膏方给他稳定血糖，一连吃了三料，血糖不仅平稳，降糖药吃的量也比原来少得多，让他很是意外。

道理其实很简单，只要人体逐渐走向健康状态，自然旧有的慢性疾病也能够被缓解甚至是趋于康复。一番调理之后，我这位患者的体重比原来轻了10斤(5千克)有余，而且肌肉比原来更加壮实。当然，这也有赖于他被糖尿病足"吓到"后，便认真进行逐步增加运动强度的体育锻炼，最后得到了这样的调理结果，让他和家人都十分欣慰。

5. 通痹舒筋膏方
——痛风患者的舒筋方

随着生活水平的提高，人们的饮食结构也有了很大的变化，高嘌呤饮食，加上缺乏必要的体育锻炼，体重超标，使得痛风的发病率直线上升。有数据表明，我国沿海城市痛风发病率高达 30%。

其实，痛风与糖尿病一样是"富贵病"，酒肉应酬多和缺少运动都是引发痛风病的元凶。它是一种由于嘌呤生物合成代谢增加，尿酸产生过多或因尿酸排泄不良而致血中尿酸升高，尿酸盐结晶沉积在关节滑膜、滑囊、软骨及其他组织中，引起的反复性炎性疾病。据相关资料显示，国内患高尿酸症的人已达 1.6 亿，是继高血压、糖尿病、高脂血症后第四大慢性疾病。

在治疗的方向与方法上，痛风急性发作时要用药物治疗，平时则要注意饮食，该忌口的得忌口，还可以用膏方调理，以便内外兼治，防治痛风。

【通痹舒筋膏方】

白芍、萆薢、威灵仙、牛膝、土茯苓、羌活、独活各3份，泽泻、泽兰、桂枝、桑枝、苍术、桔梗、甘草各2份，红花、薏苡仁、车前子、姜半夏各1份，肉桂0.5份，细辛0.3份，蜂蜜适量，共熬成膏。

〈膏方故事〉•••••••••••••••••••••••••••••••••••••••

很多年前有一次我刚好值夜班，接诊了一位大姐，她因为夜里突然被一阵钻心的疼痛痛醒，被家人送到医院急诊。经检查诊断后，这"像针刺一样的痛"便是"著名"的痛风。

当时，患者大姐着急地问："医生，我这是什么毛病啊？以前没有发现有这个病啊。"她对突如其来的疼痛表示不解。详细检查后，我发现她左手中指和食指关节都出现了红点，一动关节就疼，同时生化检查也表明尿酸超标，这是痛风初期的症状。

这位大姐的家人立刻问我："痛风不是男性患者比较多吗？"实际上，虽说痛风是中年男性易患的病症，但是这并不代表其他年龄段男性或女性不会患上痛风。女性患上痛风的概率比男性低，是因为女性体内雌性激素能够促进尿酸的排泄。但更年期后，女性的雌性激素水平大大降低，患上痛风的概率就变高了。若是没有进行饮食上的控制，对喜欢吃的海鲜、动物内脏还是不忌口，这些高嘌呤的食物会蓄积于体内，最终导致痛风发病。很多痛风患者都是平时不注重保养，只要关节不痛，血尿酸水平再高也不管它。

在饮食上，应限制脂肪、蛋白质的摄入量，保证适量的碳水化合物，忌食含嘌呤多的食物，如动物肝脏、海鲜等。此外，辣椒、胡椒、花椒、芥末、生姜等调料易诱使痛风急性发作，因此也应尽量避免食用。戒烟戒酒，不喝浓茶和咖啡，也是减少痛风发作的好方法。另外，每天多喝水和适量服用小苏打，也有助于尿酸的排泄，还应适当地参加体育锻炼，促进新陈代谢。

这位大姐的家人临走前还问我："是不是吃了膏方，痛风就不会发作了？"我告诫他们说，痛风是一辈子的健康管理，需要医生的用药，更需要患者的配合与饮食控制，高嘌呤食物要有所顾忌，同时还得要注意保暖，变天了务必及时添衣加被。

6. 调和气血基础膏方
——亚健康的调理主方

根据调查发现，处于亚健康状态的患者年龄多在18~45岁，其中城市白领居多。曾有学者做过一系列的诊断调研，结果显示：我国女性亚健康状态诊断的比例达到77.3%，其中已婚女性亚健康的发生率为63%，单身女性的发生率高达91.2%；而男性亚健康发生率为65.7%。躯体性症状中出现频率最多的为腰酸背痛、精力下降、体力不足等；精神症状出现率最高的是记忆力减退、注意力不集中，其次为失眠多梦、白天倦怠等。

世界卫生组织将机体无器质性病变，但是有一些功能改变的状态称为"第三状态"，我国称为"亚健康状态"，但实际上就是人们常说的"慢性疲劳综合征"。因其表现复杂多样，国际上还没有一个具体的标准化诊断参数。由于都市生活的不良饮食、生活习惯、环境污染，导致体内有益菌大量缺失，体内毒素沉积，从而影响到机体健康，这就是形成亚健康的一种身体慢性煎熬过程。

【调和气血基础膏方】

太子参、茯苓、甘草、白术、葛根、当归、川芎、地黄、白芍、黄精各3份，羌活、白芷、独活、牛膝各2份，阿胶、鹿角胶、龟甲胶各1份，蜂蜜适量，共熬成膏。

＜膏方故事＞ ·························

前段时间，有一位后辈（小王）来找我看诊，因为家人和同事都说他最近经常忘东忘西，他自己也发现老是一转眼就忘了上一秒钟自己想要去做什么或拿什么东西，于是赶紧来找我看看，生怕是"老年痴呆症"提早到来！

我给他把了把脉象，笑着对他说："就你这样没有明显气血亏虚的脉象若是痴呆了，那满大街都得是老人家啰！"这只是因为我俩熟才开得起的玩笑话，毕竟有许多上了年纪的人，记忆力可是比年轻人还要好的呢！

其实像小王这样容易健忘的人，在现在社会上很多，大多都是因为工作压力大而身心疲劳所致，或许大家都会对一句话深有同感，那就是经常会觉得"心累"比"身累"更累！这其实是因为脑力劳动所消耗的能量确实不小，平时一点一滴的感觉不大，但日积月累下来，又得不到良好的压力释放或放松，就会比体力劳动后的疲劳缓解得更慢。恶性循环下，唯有真正放下手边的烦心事，运动、旅游、放空，才可得到身心灵的真正放松。

不过，对于每天都在工作的人来说，这样的建议都似是天方夜谭，故而我们需要借助中医养生的办法来缓解疲劳。像小王这样的亚健康患者，有记忆力下降的，也有慢性疾病慢慢浮现征兆的，还有各种月经不调、失眠、脱发、浑身酸痛等症状的，我都会给予膏方缓调，只需辨证后加减药方，调理好五脏的气血，自然能得到最大限度的生活及工作质量的提高，以及健康的稳固。

7. 好视力膏方
——保护眼睛的明目方

中医学认为，肝开窍于目，若肝血不足，则易使两目干涩，视物昏花。因此，明目的要点在于养肝。针对肝脏功能主要分为阴虚体质和阳盛体质两种。

阴虚体质指肝阴虚，易导致肝阳上亢，使血压升高，诱发高血压病加重，甚至并发脑血管病。

阳盛体质主要是内热火上。人的内热重时，会影响肝脏的疏泻，造成肝经余热余火上犯，易出现情绪抑郁或躁动、爱发脾气等，此为实证。阳盛体质在青年、中年人、肥胖、营养过剩的人群中较常见。

分清体质，养肝就会有针对性。对于阴虚体质者，养肝原则是滋阴潜阳，让上亢的阳气降下来。而对于阳盛体质者，养肝的原则是疏肝解瘀，清热降火。

在冬春季节转换之时，要谨防出现伏气瘟病一类疾患，即一冬的余热被春天的风邪所诱发，可出现口疮、发烧、痔疮等症，亦可影响肝脏气机的疏泄，故在调理时别忘记添加清热类成分。

眼睛与全身脏腑和经络的联系密切，古代医学家根据临床实践，总结了许多简便而有效的养睛明目方法，例如下边列举的明目十法。

（1）养脑明目。每天坚持早晚各做一遍小指向内折弯，再向后扳的屈伸运动。每次进行30~50下，并在小指外侧用拇指和食指揉捏50~100下。经常做不仅能养脑明目，还能缓解白内障和其他眼病的症状。

（2）熏蒸调目。历代养生家都重视眼睛的保养，在《慈禧光绪医方选议》中就有一个清目养阴洗眼方：用甘菊、霜桑叶、薄荷、羚羊角、生地、夏枯草水煎后，先熏后洗，有疏风清肝、养阴明目的作用。

（3）药枕健目。在《外科寿世方》中记录了可以健目的药枕，其中包含了荞麦皮、绿豆皮、黑豆皮、决明子和菊花。

（4）茶饮清目。枸杞子与菊花是很好的清目茶饮。

①枸杞子茶：枸杞子养肝明目，富含胡萝卜素（维生素 A 原）、维生素 B_1、维生素 B_2、维生素 C 及钙、铁等，是养眼佳品。

②菊花茶：富含维生素 A，能养护眼睛，也是中医治疗各种眼疾的良药。菊花茶能让人头脑清醒、双目明亮，特别对肝火旺、用眼过度导致的双眼干涩有较好的调养效果。

（5）踏青极目。中医学认为春天阳气生发，《黄帝内经》讲：春三月，此为发陈。天地俱生，万物以荣。春天宜踏青养目，吸收天地生发之气。我们都知道看绿植对缓解眼部疲劳大有好处，中医学认为肝对应的颜色是青色，青色对肝有调养作用，所以看绿色能调养肝。春天又对应肝，因此春天看绿色对养肝最为有利。肝开窍于目，调肝就能养目。所以在明媚的春天，约上三五好友，迎春踏青，既能赏景，又能养眼，不亦乐乎！

（6）心静目明。肝开窍于目，调养好肝自然能让眼睛明亮。而肝主情志，情绪的变化直接影响肝的功能。中医学有句话叫"暴怒伤肝"，恼怒发脾气可致肝气上逆而见头胀头痛、目眩发黑、呼吸不畅、胸胁胀痛、烦躁失眠。也就是说只要是巨大的情绪波动都会伤肝，进而影响眼睛。所以保持心情舒畅是最有效的明目方法。

（7）摩手熨目。伴随着舒缓音乐的眼保健操，已经成为几代人的记忆。马上重拾眼保健操吧，在回忆中保护疲累的双眼。除了眼保健操，还可以试一试古人按摩眼睛的方法——熨目。《圣济总录·神仙导引上》说"摩手熨目"。其做法是：以双手掌面摩擦至热，在睁眼时，两手掌分别按在双眼上，使其热气煦熨两目珠，稍冷再摩再熨，如此反复3~5遍，每天可做数次，有温通阳气、明目提神的作用。

（8）肝胆相照。"肝胆相照"指的是肝和胆同属一个系统，对胆的调理有助于肝的健康。调理胆可以拍打胆经：从大腿外侧根部开始，自上而下慢慢敲打至膝盖处，再反向敲打回大腿根部。每天一两次，每次敲打2~3分钟。敲打时可以用拳头，要稍用些力量，以自己感觉力度足够且不会造成伤害为宜。需注意，夜间11点到凌晨1点不要敲打胆经。

（9）足浴惜目。中医学认为对眼睛影响很大的几条重要经脉，如肾经、肝经等都联系在眼睛和足部之间的通道中。通过对足部的保养，可以刺激体内的经脉更好地控制对眼睛的濡养。推荐按摩太溪穴，位置在内踝高点和足跟跟腱之间的凹陷中。用拇指上下按揉这个穴位，不宜过于酸胀，3分钟即可。其次是太冲穴，位置在足背第一、二跖骨结合部之前的凹陷中。用拇指按揉3~5分钟即可，感觉以中等强烈的酸胀为宜。

（10）饮食护目。《黄帝内经·素问·脏气法时论》中说："五谷为养，五果为助，五畜为益，五菜为充，气味合而服之，以补精益气。"春季饮食调养应注意保肝、护脾之气。

①五谷为养：泛指各种粮食作物。其中益肝补脾的有粳米、糯米、小米、小麦、荞麦、玉米、薯类等。

②五果为助：泛指各种干果、水果。其中益肝补脾的有栗子、核

桃、花生、莲子以及新鲜水果等。

③五畜为益：泛指动物类食物。其中益肝补脾的有乌骨鸡、鸡肉、鸭肉、牛肉、虾等。

④五菜为充：泛指各种蔬菜。其中益肝补脾的有韭菜、大蒜、葱、山药、芹菜、香菇、黑木耳等。

【好视力膏方】

蕤仁、菊花、密蒙花、谷精草、益智仁、蔓荆子各2份，枸杞子、决明子、千里光、白芍、丹参各1份，绿茶0.1份，蜂蜜适量，共熬成膏。

＜膏方故事＞···

我有一位好朋友是专做眼睛保健、儿童视力保护的专家，有一次我们聚餐时，他问了我一个很普通的问题：如何让人们快速缓解眼睛疲劳？

要不是和这哥们认识很久了，我还以为他是在开玩笑呢。毕竟他每天做的就是为需要的人群缓解眼睛疲劳、保健视力。其实他的疑惑在于，有没有人们能备在身边迅速缓解眼疲劳的好方法，而且是真正能够促进眼睛健康的法宝。

我当时想了一下，就说要是在冬季，可以随身备着甜甜的膏滋方呀！我这哥们立刻眼睛一亮，让我赶紧告诉他药方。

现在膏方做好了以后，有便携的小包装，一天带一两袋在身边，撕开袋口就直接食用，很是方便，这对于大人或孩子来说都很容易接受，而且疗效容易持久，关键在于不同病证要使用不同的方子。

上面推荐的好视力膏方是我多年来给长时间对着书本、电脑的人群制定的膏方经验方，而且还有一个小的辨证要点要分享给大家，那就是务必查看眼睛五轮的情况，来对应五脏的气血虚实，给予相应的药味加减。这往往不仅对证，而且患者会不自主地记得要服用膏方，因为身体有这个调理的需求，会不断地提醒自己不要忘了服用，这就是准确辨证论治带给我们的精妙之处。相反的，万一药方不对证，身体会自然地产生排斥，当然会经常忘记还有调理药在等着自己呢。

老年养生膏方

生命的周期是一个渐变的过程，壮年到老年的分界线往往是很模糊的。有些人认为做了祖父祖母就是进入了老年，有的人认为退休是进入老年的一个标志。我则提出人生到"80岁"才可称之为老年，因为我周围有很多前辈、朋友们，尽管已经年逾七十古稀，却仍然精神焕发，生活过得有滋有味，根本不像老年人。

不过，读者们看到以后真的不需要感到意外，因为现代的科技越来越发达，人们在面对健康或生活时更懂得保质保量，还有愉悦的心境、开怀的胸襟，都是让人由内而外不衰老的秘诀。

您体会到其中的精义了吗？

脸上的纹路，可以随着岁月的沧桑而侵，但内心的活泼好动、勇敢激荡却不需要因为"人生只得几十年"而得过且过或"无奈地老去"。内在强健的体魄与强大的内心世界，是通往长寿的唯一标准，虽说外在的世事与环境往往不能自己主动选择，但却能够以强健的内在条件胜过外在污秽。

一个人得病，主要有两大原因：一是内因，即遗传基因；二是外因，即环境因素。内因在疾病中所占的作用为 20%，外因为 80%，故一个人保持良好的健康状态，可基本概括为十六个字：合理膳食，适量运动，戒烟限酒，心理平衡。这四句话，十六个字，能使高血压减少 55%；脑卒中、冠心病减少 75%；糖尿病减少 50%；肿瘤减少 1/3，平均寿命延长 10 年以上。而且还能省下一大笔医药费，有专家测算，心血管病预防花上 1 元钱，医疗费就能省 100 元钱。

1. 老年慢养壮骨膏方
——慢养的智慧

目前在美国、日本、泰国等国家以及台湾、香港等地，都有为数不少的老年人在做义务工作，称为义工，我们称之为志愿者，都是无偿地为民服务。义务工作可以使人有目的感和社会责任感，感到被尊重和自我尊重，还可以满足人与人之间交流沟通的需要，以及服务他人的满足感，不仅可以提高人（尤其是上了年纪或者退休后的人）的生存价值、生存质量，而且对健康长寿有十分重要的促进作用。我认为这是慢养的一种体现。

我国也逐渐步入老龄化社会，为了提高我国人民的社会生存质量与需求，各地都在陆续成立与完善老年协会、老年活动中心或退休办等，这为老年人休闲活动提供了场所，并给老人交友提供了机会。另外，做得更好的一些社区，还能联系社区医院提供保健咨询及体检等医疗服务活动，这都是非常值得推广的。

人上了年纪，身体很容易出现一些老化的表现，比如膝关节老化、骨质疏松带来的步履乏力等，严重者可能一摔跤就会容易骨折，但这其实可以提早做调理，通过及时补钙等方法可以延缓身体的老化。

补钙的最好办法是从食物中摄取。含钙较多的食物有牛奶、鸡蛋、猪骨头汤、鱼虾、黄豆、萝卜缨、芹菜、韭菜等，其中水产品中钙和磷的比例在 1：1~1：2，最适合人体对钙的吸收。如果体质不过敏的话，应多吃些水产品为好。另外，经常晒太阳也是促进体内饮食营养中钙吸收的好办法，但注意要避免在雾霾天外出活动。每天上午 9 点至下午 4 点，阳光以温暖柔和的红外线为主，是一天中晒太阳的黄金时段。

【老年慢养壮骨膏方】

煅牡蛎、煅龙骨、黄芪、白术、红参须、生地、杜仲、太子参各 3 份，鹿角霜、当归、山药、陈皮、桑椹、铁皮石斛、牛膝、独活、羌活各 2 份，柴胡、黑附子、生姜、炙甘草各 1 份，香附、三七粉各 0.5 份，蜂蜜适量，共熬成膏。

＜膏方故事＞••••••••••••••••••••••••••••••••••

有一次我去爬山，机缘巧合认识了一位老大爷，看他健步如飞，起初还以为他和我应该差不多年纪，一聊起来发现，他竟然已有80多岁。我平时见到比我年纪大的前辈，而且健康状况还保持良好的，就想多打听一些他们健康长寿的秘诀。这位老哥哥，他就轻描淡写地说了句："吃饱睡足方是正道！"听了之后，我俩都笑了。

其实，要让自己"吃饱喝足"谈何容易，而要让自己能够通过生活、工作等方面来达到"吃饱睡足"的水准，也是需要下功夫的。

所谓吃饱，那指的绝对不是"吃得越多越饱"，而是要求自觉地"七分饱"，少一分不觉饿，多一分便觉胀，这才是饮食上所谓"吃饱"的真谛。

所谓的睡足，也并非"睡到昏天黑地不想醒"，而是能够有"卧有时、寐有眠、醒有神"的睡眠质量。

后来细聊才知道，原来老哥哥从前一直是烟酒爱好者，直到有一天突然中风了，所幸没有太严重，这才意识到该好好调养身体了。打从住院复建开始就戒了烟酒，出了院就到处去爬山、远足，现在才会有如此好的体魄，比实际年龄真的看着小20岁有余。

在交谈中，老哥哥知道了我是中医大夫，让我给他开个平时也能用的保健中药方，时不时可以为自己的健康再努力一把，我便给他开了这帖慢养壮骨膏，让他冬日里可以养生防寒、强筋壮骨。同时我还教授了他一些呼吸吐纳的方法，经常练习也有助于精气神在疲劳时能快速恢复。之后有一次，我俩相约去爬山时，我见他真是没有半分老态龙钟之势，他也非常认真地坚持用我教给他的方药保养、导引保健，老哥哥说确实很是受用。

2. 老年安神养心膏方
——心神需要安养

人到老年，由于大脑皮层的功能不如年轻人活跃，新陈代谢减慢及体力活动大量减少，所需的睡眠时间也随之减少，一般一个晚上睡5个小时左右就够了。所以，老年人经常会有半夜易醒、睡眠时间短的现象。此时，可通过白天休息或午觉来补充睡眠时间的不足。如果年轻的您也睡眠质量不好，说明已在提前步入老年期，需要警惕并开始调理养生了。

提高夜间睡眠质量的办法，我有以下几个建议。

（1）早饭吃好，午饭吃饱，晚饭吃少。晚饭一旦吃多一口，都能够影响睡眠，而且睡前2小时内需尽量少喝水，否则夜尿多了也会影响睡眠。睡前用热水泡脚，但注意，最好能泡到膝盖以下的部分，这样效果更好，有利于缓解疲劳、提升睡眠质量。

泡脚方：艾叶10克　红花5克　花椒1克　生姜10克　伸筋草30克

（2）定时睡觉。我们都知道，人体有所谓的生物钟，这是生物为了生存而产生的进化适应，是生物体生存节奏的一种自然现象。如果长期不按时作息，扰乱了生物钟，就会引起失眠，且容易导致神经衰弱。

（3）时时刻刻保持良好的站姿、坐姿、睡姿。立如松、坐如钟、卧如弓。就睡眠来说，以略为弯曲的侧睡比仰卧和俯卧好。仰卧时，两手放在胸前，容易引起噩梦，若使得舌根下坠还易造成打鼾、呛咳。而俯睡时，容易影响心肺功能，当您觉得俯卧睡比较舒服时，其实还提示您的消化功能不是很健康，可能有积食宿便的隐患。

（4）枕头的高低适宜，以不超过肩到同侧颈的距离为准。撇开婴幼儿来讲，青少年乃至成人若是睡眠不用枕头，流入头部的血流会偏多，次晨可能会引起头胀、颈酸、眼肿的症状。而多数中老年人患有颈椎病（事实是现在正趋于年轻化），如睡时因枕头的高度不合适，则会造成颈部姿势不当，会加重颈椎病，造成头痛、上肢酸麻，甚则影响拿东西，或连带引发胸腰椎疾患等。

（5）失眠一旦发生，忌讳心急焦躁。首先，不要思想负担过重，不要焦躁不安，必须有治愈的信心。同时，找出失眠的原因，去除病因，必要时可在专业医生的指导下用药，不可讳疾忌医，以防加重失眠。需要注意的是，安眠药不宜固定一种，药量宜小不宜大，应交替或间断使用，以免产生耐药性或中毒。在睡前半小时用温水送药，服药后即上床。晚饭后不要喝茶、咖啡，不要吸烟，不要与酒类或兴奋药一起服用，若失眠情况有所好转，可逐渐减少药量直至停药。

【老年安神养心膏方】

炒枣仁、柏子仁、夜交藤、茯神木、百合各3份，丹参、太子参、麦冬、炒麦芽、煅牡蛎、煅龙骨、阿胶各2份，炒栀子、淡豆豉、甘草、大枣、五味子各2份，蜂蜜适量，共熬成膏。

< 膏方故事 > ∙∙∙∙∙∙∙∙∙∙∙∙∙∙∙∙∙∙∙∙∙∙∙∙∙∙∙∙∙∙∙∙∙∙∙∙∙∙∙

莫说女性在更年期时容易出现情绪不稳、睡眠不安等症状，其实有很大一部分老年男性有着相同的问题，原因往往与没有为人生订立未来具体目标有很大关系。简单来讲，就是因为太"闲"，"闲到发慌"，才会出现这样的现象。

我有一个患者就是这一类型的，家境小康，夫妻和睦，子女孝顺，可随着孩子们长大、工作或是出国留学，自己也将工作交由年轻人来打理，突然闲下来后不知道要做什么，于是渐渐地开始出现焦虑、失眠的症状，甚至有精神狂躁或抑郁的倾向。

我在为其诊疗的时候，花了很多的时间在"心灵开导"这件事上，因为这对他是很重要的一项诊疗方法。他每一次就诊时，就是和我聊一聊内心想法，他说："每次聊天结束后，都觉得心中一块大石头又落下了一些"。我也不间断地给他开汤药、膏方调理，并且告诉他多参加一些人多的聚会活动，不能把自己关在家中，否则身心状况只会越来越糟。

经过一年多的调理，大家猜他有了什么样的变化？

他不仅心情开朗了许多，而且事业比原来更加辉煌有成就，有一天他竟送来了一面锦旗。与以往收到的题字不同，他赠送与我的话语是："生命救星，心灵导师"！

3. 老年健脾和胃膏方
——脾胃需要调养

清朝文学家、养生家曹庭栋善养生，高寿而终，读遍古代医书，结合自己亲身实践，写下《老老恒言》五卷，涉及老年人生活方方面面，为后世医家所倚重。

《老老恒言》中写道："《礼记·内则》曰：枣、栗、饴、蜜以甘之，堇、苣、枌、榆、免、薧、瀡瀹以滑之，脂膏以膏之。愚按：甘之以悦脾性，滑之以舒脾阳，膏之以益脾阴。三"之"字皆指脾言，古人养老调脾之法，服食即当药饵。"这段话是说：老人口易苦，所以孝顺的儿媳应用枣、栗、蜜等甜味的食物来调节老人饮食；老人口易干，就要用堇菜、白榆叶、家榆叶等浇上些许油来调制，使食物不致干燥滞口。其实，这些都是千百年来老祖宗留下的调养脾胃的养生智慧与方法。

中医学认为，人进入老年后，先天元气渐渐衰弱，必须要靠后天脾胃的运化，吸收水谷精微之气来补充先天之气，以祛病延年。但老年人的脾胃功能在逐渐下降，容易出现口苦、口干的情况，所以在步入老年期之前，就需要格外注重脾胃的调养，才能以后天养先天，达到养生防病的治未病、防已病目的。

由于脾胃属土，五味属甜，甘甜的食物最适合脾胃了，甘甜而滑润的食物能舒畅脾胃的阳气，而膏肥的食物可以滋养脾胃之中的阴。但这都仅限于"适量"而言，过量则会损脾碍胃。

饮食宜以清淡为主。人们常说"鱼生火，肉生痰，白菜豆腐保平安"，对老人和孩子来说，尤其如此。

（1）节制饮食，但不偏食。饮食失节失宜，是糖尿病、高脂血症、肥胖症、心脑血管疾病、普通老化症等代谢病的潜在诱因。

朱丹溪的《格致余论》养老论篇中说："至于饮食，尤当谨节。夫老人内虚脾弱，阴亏性急。内虚胃热则易饥而思食，脾弱难化则食已而再饱，阴虚难降则气郁而成痰，至于视听言动，皆成废懒。"所以说"节养有道，自谓有术"。

老年人每餐应以七八分饱为宜，尤其是晚餐更要少吃。另外，为平衡吸收营养，保持身体健康，各种食物都要吃一点，如有可能，每天的主副食品应保持10种左右。

（2）饮食宜清淡、宜慢。朱丹溪在《茹淡论》中说："胃为水谷之海，清和则能受；脾为消化之器，清和则能运。"又说，五味之过，损伤阴气，饕餮厚味，化火生痰，是"致疾伐命之毒"。

老年人的饮食应该以清淡为主，要细嚼慢咽，这是老年人养阴摄生的措施之一。有些老年人口重，殊不知盐吃多了会给心脏、肾脏增加负担，易引起血压增高。还有些老年人习惯于吃快食，咀嚼不完全便吞咽下去，久而久之也伤脾胃，对健康不利。

（3）饭菜要烂、要热。老年人的生理特点是脏器功能衰退，消化液和消化酶分泌量减少，胃肠消化功能降低。故补益不宜太多，多则影响消化、吸收的功能。另外，老年人牙齿常有松动和脱落，咀嚼肌变弱。因此，要特别注意照顾脾胃，饭菜要做得软一些，烂一些。而且，老年人对寒冷的抵抗力差，如吃冷食可引起胃壁血管收缩，供血减少，并反射性引起其他内脏血循环量减少，不利于健康。因此，老年人的饮食应稍温热一些，以适口进食为宜。

（4）蔬菜要多，水果要吃。首先要说的是，蔬菜与水果不能互相替代，原因在于它们的营养价值各有侧重！朱丹溪在《茹淡论》中又说："谷菽菜果，自然冲和之味，有食（饲）人补阴之功。"

【老年健脾和胃膏方】

鲜芦根、鲜茅根、鲜葛根、铁皮石斛各5份，山药、白术、茯苓各3份，木香、砂仁、豆蔻各2份，代代花、白梅花、合欢花各1份，蜂蜜适量，共熬成膏。

＜膏方故事＞·······························

脾胃病是现代人的一个通病，多由于工作压力及生活节奏紊乱所致，而调理的过程中膏方起到了很好的缓调作用。健脾养胃的膏滋方，能起到预防脾胃疾病发生、发展的作用。我建议脾胃不和者，可以让专业的中医医生配一料属于您自己的养生健脾和胃膏，经常调节脾胃气血，胜过吃很多的保健药品。

古人云："若要安，三里常不干。"还有俗语这么说："常按足三里，胜吃老母鸡。"足三里，是公认的"长寿第一要穴"，可以说是胃气流动的汇聚升发之所，没有它，脾胃就没有推动、生化全身气血的能力，可见足三里对身体有多么重要。在服用健脾和胃膏方的同时配合按摩足三里，可达到很好的调理、预防效果。我经常会告诉来看脾胃病的患者这个穴位的重要性，请他们一定要每天坚持刺激足三里，可以找一个小按摩锤敲击穴位，力量以产生酸胀感为度，每次至少揉3分钟，也可以经常艾灸此穴。

4. 老年顺畅通肺膏方
——肺脏需要护养

对于老年人来讲，养肺的前提是要保持均衡的营养摄入。"夏养肝，秋养肺"，尤其对老年人来说，秋季养肺正当其时。传统中医学认为，秋天天气干燥，肺部易受到伤害，绿色植物也会慢慢凋零，肺部易出现供氧不足。

养肺应保持乐观、平和的心态。健康的情绪可增强身体抵抗力，是最好的防病"药物"。在众多的养肺方法中，"笑"可能是最便宜且有效的一种方法。尤其对呼吸系统来说，大笑能使肺扩张，人在大笑时还会不自觉地进行深呼吸，清理呼吸道，使呼吸通畅，而且能扩大肺活量，改善肺部功能。

在饮食上要遵守三高四低的饮食准则。三高，即含高蛋白质、高维生素、高纤维素的食物，比如瘦肉、豆制品、鱼类、蘑菇等。当然，蔬菜也要多吃，还有水果和豆类的食物，以及木耳类的食物等。

四低，则是指胆固醇要低，脂肪要低，糖分要低，盐分要低。

在锻炼上，建议选择几项自己喜欢的运动并坚持锻炼，可以采用爬山的方式，多到大自然中去走走，或是去山林里转转，达到清畅呼吸道的目的。

我们常说：百病从寒起，寒从足下生。若是足部受寒，人体的抗病能力就会降低，导致免疫力下降，容易诱发感冒或支气管炎等，还可引发胃痛、妇女宫寒痛经等多种疾病。因此，要谨防"寒从脚下生"。可经常泡脚驱寒，具体做法是取适量的生姜和肉桂煮水，然后用温热的药水泡脚20分钟左右，或以微微汗出为度，如此可以起到温阳活血的效果，达到增强机体免疫力、促进血液循环的作用。

【老年顺畅通肺膏方】

水梨、桑椹、百合各5份，款冬花、麦冬、天冬各3份，杏仁、桃仁、苏子、莱菔子、薏苡仁、枇杷叶各2份，蒲公英、路路通、三七、川贝母、阿胶各1份，蜂蜜适量，共熬成膏。

＜膏方故事＞•••••••••••••••••••••••••••••••••••

近期，一项来自美国的研究发现，肺的功能不仅是我们一般认为的"呼吸"，而且"可能对于人体血液形成起到关键作用"。研究人员发现小鼠肺部血管内有大量负责产生血小板的巨核细胞，但通常我们认为巨核细胞主要存在于骨髓中。

中医学认为肺主气司呼吸，但在治疗的过程中，总会气血并治，因为"血为气之母，气为血之帅"，故而不能落下任何一方，唯有治疗时气血并重，方得圆满的疗效。

老年性慢性支气管炎是老年人常见的呼吸道严重疾患之一，"严重"的定义在于"很难根治"。据统计，我国50岁以上中老年人发病率为15%~30%。临床上常表现为咳嗽、咳痰，或伴有气短、喘息等，严重者可并发肺气肿、肺源性心脏病等。冬季气候干燥而寒冷，容易发生呼吸道感染，导致老年性慢性支气管炎复发。

我有位老患者，自42岁开始支气管炎反复发作，之后随着年纪越来越大，竟逐渐发展为老年性慢性支气管炎伴肺气肿，来我这间断就诊调理已有四五年的时间了，每次仅仅是达到缓解的作用，他就心满意足。有一次在冬季，因为外感风寒，引发了咳喘，住院治疗后仍咳喘不止，夜间不能平卧，当时用了多种抗生素，症状亦未减轻，于是便在稍有缓解后要求出院，来我这改服中药。

之后每年冬季，我都会给这位老患者开一料膏吃，冬令进补恰好就用在此时。他是典型的肺脾气虚，进而肾不纳气的典型患者，所以我在膏方中必须给他添加滋阴补肾温阳之品，才能让他气机更好地顺畅通降。就这样每年的定期保养，虽不能根治，但有巩固汤药的作用，又能起到调理的效果。

5. 老年补精益髓膏方
——肝肾需要固养

随着年纪越来越大，难免会有走着走着就气短的现象，在中医学看来，这其中很大一部分是由阴虚所致。因为精血正随着身体的衰弱而衰落，比如老年糖尿病、高血压、中风、慢性肝炎、慢性肾炎、更年期综合征和失眠，其实都与肝肾阴虚、阴虚火旺有很大关系，当然，肝肾亏损的前提必然会有心脾或肺脾气虚存在。

一般来说，肝肾阴虚，使虚火上扰，则头目失于阴精的滋养，故可见头晕目眩、耳鸣健忘、口燥咽干等症；而肝脉布于两胁，肝阴不足，肝脉失养，故可见两胁肋胀痛；阴虚内热，虚火上扰，故有五心烦热、盗汗颧红、失眠多梦、男子遗精的表现；又冲任隶属肝肾，肝肾阴伤，冲任空虚，故女性可伴月经量少或闭经等症。

在膳食的调理中，可多遵循生津养阴的原则，常选用梨、桑椹、甘蔗、椰子、番茄、葡萄、蜂蜜、银耳、木耳、菠菜、大白菜、赤小豆、黑豆、黑芝麻、松子、马蹄、莲子、百合、胡萝卜、鸭子、乳品、乌贼、甲鱼、墨鱼等养阴生津的食物。

《景岳全书》中记载："善补阴者，必于阳中求阴，则阴得阳升，而泉源不竭。"因此，在滋补肝肾之阴的同时，可佐以黄芪、党参、太子参之类以温养阳气。

合理的进补既可及时补充气血津液抵御严寒侵袭，又能预防来年少生病，身体更强壮，达到事半功倍的养生目的。

【老年补精益髓膏方】

银耳、黑木耳、核桃仁、杏仁、黄精、仙鹤草、枸杞子、山药各3份，桑椹、菟丝子、决明子、生地、巴戟天、淫羊藿、旱莲草各2份，铁皮石斛、黑豆、阿胶、鹿角胶、龟甲胶各1份，蜂蜜适量，共熬成膏。

＜膏方故事＞···

我有位做生意的朋友，有一次我去他们家做客，听到女主人十分担心自己3年来头晕头痛的症状，时常还有耳鸣、头面麻木、心悸气短、睡眠多梦易醒等症状，加之开始有健忘的毛病，让她更加烦躁不已。她主要负责管理自家公司的财务，工作的性质加上她本身追求完美的性格，平时经常急躁发怒。

其实从她的症状来辨析，是很典型的肝肾亏虚之证，只不过她没有重视用中医中药调理的方式来缓解目前的症状，错过了最佳的调理时间。

何谓最佳的调理时间呢？其实就是"未病先防，已病防变"的观念。有点苗头就应该及时掐断，不能让野火烧不尽，春风吹又生。平时我在给孩子看诊时通常会比较放心一些，为什么这么说呢？因为当医嘱下达到各位父母以及老人这边时，大家会为了孩子尽快康复就认真执行，在良好的治疗及家庭护理下，孩子的疾病情况好转得特别快。可到了大人这边就正好相反，并非他们不愿意遵循医嘱，而是受限于生活、工作等因素，没有办法真正去执行，于是对成年人的疗效就会大打折扣。

就好像我这位朋友的爱人，我们在聊病情的时候，我发现，其实她就是不断地催眠自己有一些症状出现并无大碍，结果症状越来越多，人也越来越疲劳。我给她开了调理的药方，服用一段时间后，改为补精益髓膏，继续调理，最后症状终是慢慢消失了，就是她年纪有些大，更年期都过了，所以调理的时间稍微有些长，大约花了半年时间。

在这里我要告诫各位，一定要注意自己身体给出的警讯，爱惜自己，关注健康，预防疾病的发生和发展。

6. 老年康健益寿膏方
——养性延命益寿方

2016年5月25日，百岁老人杨绛先生去世了，在她去世前，她的身体可以说是依然健壮的。生命在于运动，流水不腐，户枢不蠹。杨绛先生深知运动的重要性，而且运动负荷和运动量必须适合自己，不能太多也不能太少，以"适当"为宜。她习惯早上散步，过去外出每天坚持走7000步，后来在屋内能走上三四千步。她还坚持做保健气功操——"八段锦"。八段锦是古代人发明的一种保健养生方法，通过肢体运动和气息调理，能活络经脉，打通气血，具有抗病、强身、延年的作用，常练习获益多多。90岁以后的杨绛还能弯腰两手着地，许多高龄老人都难以做到。

有一篇报道曾说："人类的死亡原因有一半是不当饮食所致。因此合理饮食十分重要，过度饮食会带来灾难，危害自身健康。"杨绛先生平时十分注意饮食平衡，荤素搭配，粗细结合，以素为主，极少食油炸食物，烹调力求清淡，少油、少盐、少糖，每餐不过饱。一度她血脂有点偏低，于是请人买来大棒骨敲碎煮汤，再将汤煮黑木耳，每天一小碗黑木耳。

心理健康也十分重要。中医学理论有"抑郁成疾，不悦伤身"之说，人要自控好，排除不良情绪对自己的侵袭与干扰。20世纪90年代，先是女儿离杨绛而去，几年后丈夫钱钟书又仙逝，老人一度很悲伤，做梦总会遇见他们。但杨老感情上很克制，注意节哀，并常以体育锻炼和写文作画来转移自己的注意力，恢复自己平和的心态。她说：人死不能复生，该放的还得要放下。活着的人要向前看，过好每一天，不能老往回看，不能被悲伤牵着鼻子走，否则只会伤害自己的健康！

【老年康健益寿膏方】

百合、莲子、银耳、枫斗、雪莲、山药各2份，虫草、雪燕、桃胶各1份，普洱茶、龙眼肉、乌枣各0.5份，蜂蜜适量，共熬成膏。

< 膏方故事 > ••

上述养生膏方，一看便知是一个食疗膏，用于亚健康的调理也好，平素的食疗养生也好，抑或是阴阳气血的状态有些偏跛的情况下进行保健也好，都是一个不错的选择。

梁代陶弘景《养性延命录》中有编入许多的养生方法，即"上自农黄以来，下及魏晋之际""有益于养生及招损于后患，诸本先皆记录"者，比如书中所载在《混元妙真经》曰："故养生者，慎勿失道。为道者，慎勿失生，使道与生相守，生与道相保。"又如《素问》："岐伯曰：上古之人，其知道者，法于阴阳，和于术数。食饮有节，起居有常，不妄作劳。故能形与神俱，而尽终其天年，度百岁乃去。"

中华医学会老年医学分会基于国内外健康概念新进展，并结合我国老年人的具体情况，制订出《中国健康老年人标准（2013）》，我们可以对照以下五大标准，看自己是否是一名健康的老年人。

第一条：大病没有，小病稳定

"大病没有"是指心、脑、肾等重要脏器因年龄增加有所退化，但并未导致功能异常，没有得过恶性肿瘤、心脑血管疾病（如心肌梗死、脑卒中）等。

"小病稳定"是指一些相关的高危因素能控制在与年龄相适应的达标范围内，比如虽然有高血压、糖尿病、血脂紊乱等，但经过吃药和改变生活方式，能控制在合理范围内，没有引起心脏、肾脏等器官的并发症。

第二条：智力正常

认知变化在老年人的健康中非常重要，自我满意或自我评价良好是国际上较新的老年人健康概念。

第三条：心态健康

老年人要充分意识到在整个生命过程中，自身体力、精神状态及社会参与的潜力。即使是高龄老年人，也能发挥对家庭、社会及国家的贡献，增加幸福感和归属感。像做饭、打扫卫生等，都是对家庭做出了贡献，是心态健康的表现。

第四条：生活能自理

老年人的活动能力评估非常重要，是否能维持基本生活，可应用《老年人日常生活活动（ADL）量表》进行评估。

第五条：生活方式良好

良好规律的生活方式是老年人健康的基础，应做到起居有常，饮食有节，不妄作劳，情绪平和，戒烟慎酒。主要从5个方面衡量。

（1）食疗。每天要保证摄取750克蔬果，1个鸡蛋，不少于1200毫升水，30克以内油，不超过6克食盐（相当于1啤酒瓶盖）。

（2）戒烟。研究表明，戒烟3个月后，肺脏功能开始改善，1年后，心脏病发作危险降低50%。

（3）运动。老年人可以根据自身情况选择快步走、游泳、跳舞和骑自行车等有氧运动。每周3~5次，运动量要达到心率120次/分，身体微微出汗的标准。

（4）慎酒。适度地饮酒才有益健康，具体标准是酒精≤25克/

日，约为啤酒≤750毫升，葡萄酒≤250毫升，高浓度白酒≤50毫升。高血压患者最好戒酒。

（5）心理健康。健康老人应该做到：努力学习，了解时尚；多做家务，心灵手巧；朋友聚会，多多参加；遇到困难，主动求助；帮助别人，快乐自己。

请用以上方法进行自我检查。老年并不是一个衰亡的代名词，而是具备了生活经验与智慧的真正成熟的人生阶段，我们应当好好地珍惜老年的到来，并且活得出彩。

男性养生膏方

我一直觉得圣人教导的"三十而立，四十而不惑，五十而知天命，六十而耳顺，七十而从心所欲，不逾矩"这一人生格言，最适合男子来实行。人生在50岁之前，其实都在不断地拼搏，过了50岁才开始中年修整，过了70岁才允许自己冠以老年称谓。并非我认为每个男人都要为家庭、为事业鞠躬尽瘁，死而后已，而是从我自身开始，不给自己设限，我用自身的健康将年轻的定义适当地延长了。

人到30岁后，就进入了生长发育的成熟期。就像爬到了山顶后，就要准备下山一样，感觉正进入巅峰期的中年男性，其实身体却在悄悄地酝酿着一场"革命"。也就是说，在这之后，各种组织、器官的健康，若没有被正视，就会开始走下坡路，为了家庭、事业而奔波忙碌的男人们正透支着健康。因此，我在这呼吁各位男士，要想使自己身心健康，就要让自己远离身边可能阻碍健康的七大隐患。

（1）压力。无论在家庭中，还是在社会上，绝大多数成年男性每天都承受着巨大的工作与精神压力，健康状况令家人日益担忧。最直接的影响不只是身体亚健康，而且随时存在发生心血管疾病的隐患。

人在痛苦的时候都会哭，从心理学上讲，它是一种对人体天然的保护性措施。心理学家认为，人在悲伤时不哭是有害于人体健康的，等于慢性自杀。男性胃溃疡病和精神分裂症患者大都是易压抑自己、欲哭而强忍不哭的人。曾有一项对各种职业共计 4000 人所做的长达 10 年的研究证实，心脏疾病的主要原因来自于"情绪紧张"。

人们往往认为女性更易自杀，其实男性自杀死亡率是女性的 2.2 倍。抑郁是男性健康的第七大杀手，抑郁症不只是心情不好，还会影响身体健康。抑郁症影响身心，造成不同程度的失眠、食欲不振和浑身无力，由此也会增加患心脏病和糖尿病的风险。因此，只要出现失眠、乏力等症状就应该有所警觉，积极求医。

（2）吸烟。在预防心脑血管疾病的问题上，除了适时缓解压力之外，也要远离烟瘾才行。吸烟危害健康是不争的医学结论。长期吸烟者的肺癌发病率比不吸烟者高 10~20 倍，患喉癌的发病率高 6~10 倍，患冠心病的发病率高 2~3 倍，循环系统发病率高 3 倍，气管炎发病率高 2~8 倍。吸烟还能使精子畸形，并破坏其 DNA 序列，可能引发早产和婴儿出生缺陷。已经证实，尼古丁有降低性激素分泌和杀伤精子的作用，使精子数量减少、形态异常、活力下降，以致受孕概率降低。吸烟还可造成睾丸功能的损伤、男子性功能减退和性功能障碍，导致男性不育症。根据 2012 年卫生部首次发布的《中国吸烟危害健康报告》，不存在无害的烟草制品，只要吸烟即有害健康。

有专家指出，每日与吸烟者在一起待上 15 分钟以上，吸"二手烟"者的危害便等同于吸烟者。所以，为了您和家人的健康一定要远离香烟！

（3）酗酒。酗酒、熬夜、吸烟这三大不良生活习惯已被证实是引起、诱发、恶化三高（糖尿病、高血压、高血脂）、痛风等疾病的元凶。酒精之所以损害健康的脑组织、令人痴呆，是因为酒精能直接通过胃黏膜吸收入血，并很快通过血脑屏障进入大脑。酒精是一种亲神经物质，具有神经毒性作用，长期饮酒者神经受到抑制，脑血流量减少，脑内葡萄糖代谢率、脑神经细胞活性均降低，大脑功能随之衰退，脑细胞的溶解、消亡、减少速度会越发加快，脑萎缩也会越来越严重。

而且，酗酒还会导致内分泌功能降低，直接影响生殖系统，使精子中染色体异常，从而导致胎儿畸形或发育不良。医学研究证实：大量的酒精对精子和胎儿都有致命"打击"和损伤。

（4）熬夜。2017年年初，一则有关日本偶像组合成员，年仅18岁的松野莉奈在家中猝死的消息引起了各界人士的高度关注。经过鉴定，她的死因主要来自于平均每天只睡3个小时的不正常作息，以及劳累的过度累积。

睡眠是人体休息、解除各器官、系统疲劳最重要的方式。中医学说"胆汁有多清，头脑就有多清""人卧则血归于肝"。晚上10点至凌晨2点之间是人体各器官组织最好的休息、调整、保养时间，若是熬夜，此时间段不睡觉，则会胆气虚，肝火虚浮，全身脏腑功能下降，新陈代谢循环减弱，免疫功能紊乱。

长期睡眠不足会导致生物钟紊乱，使交感神经过度兴奋，心跳加速，引发室速、室颤，造成心源性猝死。还有的人死于脑中风，其原因是血压过高使脑血管破裂。轻者，也能引起判断力减弱、思维迟钝、协调功能不良，进而容易造成各种身心上的损伤。生理疾患如食欲减退、消化不良、免疫功能下降，引发或加重失眠症、神经官能症、溃疡病、高血压、糖尿病、脑血管疾病等；心理疾患如情绪发生不良变化，以及行为异常，引起焦虑、忧郁、急躁等情绪反应，更严重的可能出现双重人格，甚至诱发精神病。

同时，对于生殖健康来说，正值育龄的男女若经常熬夜，会影响男性精子的活动力与数量，也会影响女性激素的分泌及卵子的品质。

所以，熬夜对身心损害的潜在性和危险性万不可小觑。

（5）饮食过饥与过饱。不规律的进食习惯是导致胃肠道功能紊乱的根本原因，容易引起营养失衡，导致皮肤干燥、贫血、细胞衰老，加重骨质疏松，引起便秘、毒素堆积。有研究发现，饮食不规律还会使胰岛素分泌节奏被打乱，使肝脏生物钟节律紊乱，从而导致内脏肥胖。

如果过饥或不正当节食导致营养缺乏，会使脑细胞受损严重，带来的直接后果就是影响记忆力和智力，头发也会因严重营养不良而脱落。过度节食会使供给身体的能量减少，还会导致沉积于组织中的脂肪库存被恶性消耗，胆汁中胆固醇的浓度激增，胆汁变得黏稠，析出结晶而沉淀下来，容易诱发胆结石。

再说到过饱、暴饮暴食。40岁之前被诊断出患有痛风的人，占痛风患者总人数的 1/3，而且发病年轻化趋势明显，高中生患者越来越多。为了庆祝节日或活动，男士们经常会有暴饮暴食甚至酗酒的坏习惯，这极易诱发痛风发作。因此，预防痛风的第一点，就是要杜绝暴饮暴食、饮食无度，同时，避免多吃动物内脏以及酗酒。要知道酒在人体内代谢的过程中会产生尿酸，使血中尿酸升高，但同时酒精还阻碍尿酸的排出，加速尿酸钠盐在体内的沉积，从而引发痛风。

暴饮暴食还是引起肥胖的主要原因，肥胖又是许多疾病的病因，如高血压、高血脂、糖尿病及心血管疾病、胃肠道疾患等。对于那些原本就有慢性胆囊炎、慢性胆结石、胰腺炎者，更易直接诱发旧疾。

若有上述不良饮食习惯，但身体暂时还没出现什么病症的人，千万不可抱以侥幸，需重视规律饮食给健康带来的好处。

（6）缺乏运动。根据世界卫生组织的统计，每年因缺乏运动而死亡的人数超过 200 万。长期缺乏适当运动的人，易发生多种疾病，如各种慢性疾病、呼吸短促、肥胖、消化不良、头痛、腰痛、忧虑、肌肉虚弱与萎缩，还会加速身体衰老。

运动，老生常谈了，它的好处太多了，比如能够加快新陈代谢，排出废物；再如，加强肌肉功能，改善体型并减低脂肪含量，亦使心跳加速，呼吸顺畅；还会消除精神的紧张与压力，令大脑活动增强，促进智力发育与活动，减缓老化，避免提前衰老；对于心理健康也有促进作用，陶冶情操、舒缓压力，令精神情志更快恢复到充沛状态。

（7）药物依赖。有人常常因为一点不舒服就去医院检查，也有的人等到什么部位的功能出了大毛病才去医院。在用药治疗过程中会有盲目使用药物之人，对药物产生依赖，不真正直视病因。滥用药物，对药物产生依赖，所造成的结果便是"慢性自杀"与"意外中毒"。

男性如果滥用"壮阳"药物，会严重危害到胎儿健康，比如某些药物会通过精液进入到母体，再通过母体的血液循环影响受精卵、胚胎或胎儿的生长发育。现代医学已证实，新生儿低体重、死亡率增加、各种畸形都与男性使用某些"不正当药物""危险药物"密不可分。

只有远离上述七项隐患，才是踏上健康旅途的第一步，之后还需采用相应的养生方法，方为最适宜的调养与保健。

1. 男性抗衰养肝膏方
——疏肝解压，拒绝衰老根源

男性承担的社会压力和家庭压力往往较大，身体也常常因此而出现各类疾病，容易较早地衰老。

从中医学的角度来看，肝脏、肝经所过之处气血和顺便能够远离衰老。我们还可以简单地从尿液的颜色来判断，若小便颜色长期黄得像浓茶，味道重浊，且与人体出汗和饮水量、饮食无关，那么就提示肝脏出毛病了！

这时一定要留神身体还有没有其他症状，如皮肤萎黄、神疲乏力困顿、两胁肋胀痛或腹部疼痛等，除了重视相关的肝胆系统检查之外，还需尽快予以调理，疏肝气、清胆气。

【男性抗衰养肝膏方】

熟地4份，杜仲、酒萸肉、山药、茯苓、泽泻、牡丹皮各3份，枸杞子、山楂、白芍、柴胡、九香虫、八月札、鹿角胶各2份，西洋参、菊花、龟甲胶、鳖甲胶各1份，蜂蜜适量，共熬成膏。

＜膏方故事＞ ···

几年前有一次我和几个哥们一起喝点小酒、畅谈人生，说到喝酒伤肝、压力大则肝火旺、胡乱吃药也伤肝、一部分人的血压高可从清降肝火入手证治、熬夜肯定伤肝无疑……好似许多疾病都是因为肝脏受损所致，尤其是男人，有句俗话说：男人，肝若不好，则无法幸福美满，因为老得快！

中医学说，肝为"罢极之本"，翻译一下就是说改善疲劳的根本是养护肝脏、肝气、肝血。为何人要在子时到来之前入睡，就是为了气血循行经脉所过肝胆经时，人体是处于休息的状态，以便得到更好的休养恢复。

所以，我在此呼吁各位男性同胞，要想减慢衰老进程，远离亚健康或疑难杂症，那么从青春发育期开始，直到进入更年期，养生的要点都是以养肝为重！

经常自我纾解压力，避免熬夜熬成熊猫眼，不酗酒，经常进行运动锻炼都是疏肝解压的好办法。

我曾诊治过一位患者，他是一个老板，需要维持 3000 名员工的生计，一直处于压力山大的状态，天天不熬夜但是失眠，食欲不振、纳差。这是很典型的肝脏、肝血、肝气都受到损伤的患者。我在治疗时用的就是上述膏方的加减，根据一年四季气候的不同变化，再予以不同的辨证改方。间断调理了一年，这位患者的气色明显好转，特别有精神，看起来好似年轻了 20 岁。

2. 男性健脾减脂膏方
——养肝理脾，远离大腹便便

"啤酒肚"与"喝啤酒"有关吗？

"啤酒肚"形成的原因，有人说是源于营养过剩，也有人说是营养不均衡造成。而事实上，虽然啤酒算不上减肥饮料，但也并非造成饮酒者超重的原因，所以，喝多少啤酒与人的腰围确实没有直接关系。

就像女性肥胖一般从臀部开始一样，男性的脂肪大多数贮存于腹部，故而"啤酒肚"的形成，其实是与男性的遗传基因有关的。当然，每位男性所带的基因并不同，引发"啤酒肚"的因素也不尽相同。通常来讲，中青年男性有"啤酒肚"，往往是因为营养过剩；而对于中老年男性来说，睡眠质量低，激素分泌随之减少，使体内脂肪增加并聚集于腹部则是主要原因，年纪越大影响越明显。

不过，也有一种说法叫作"心宽体胖"，有部分男性结婚后心情愉悦，家中有人贴心照料，于是身体就迅速发胖，对此，我并不建议这部分男士这么任由自己发福。

除此以外，长时间坐着伏案工作，缺乏运动，也是现代人腹部易囤积脂肪的重要原因。再加上人们在工作压力较大时，容易依靠过量饮食来舒缓压力，却造成了胃肠道负担，引起消化不良，而且易致体重超标。

男人的胃比女人的胃使用率要高得多，患胃癌的概率也高。一天紧张的工作、生活中，若能隔两三个小时平卧5~10分钟，可大大减轻全身尤其是腰膝等关节的负荷，有利于消除疲劳、减轻内脏的工作负荷。饭后仰卧二三十分钟，对于脾虚之人十分有益，有助于健康长寿。因为饭后食物集中在胃内，极需大量消化液，这时仰卧可使血液大量流入消化器官，促使消化液分泌，食物消化得更加充分。餐后如剧烈活动，会使血压进一步降低，轻则不利于消化，重则导致昏厥或跌倒。所以，餐后的散步等轻度运动可待到坐或卧一会后再进行，对身体的保健效果更佳，而且不容易囤积脂肪。

【男性健脾减脂膏方】

山楂、白术、茯苓、黑木耳、鸡内金、鸡矢藤各3份，山药、枳椇子、决明子、煅牡蛎、煅瓦楞各2份，豆蔻、荷叶、菊花、葛花、代代花各 1 份，蜂蜜适量，熬成蜜膏。

＜膏方故事＞···

我在消化科遇到最多的便是湿气重浊这一证候类型的患者，若为男性，多半为大腹便便者，这类患者往往会告诉我在其晨起或午休醒来时，常会感到头晕、头胀、头沉，浑身乏力、没劲。辨证后属于脾胃虚损、脾虚痰湿者，这些症状会更加明显，甚至出现耳鸣、眼晕、视物模糊等现象。

人体出现疾病前的亚健康征兆，比如大腹便便的状态，基本上都是因为脾胃受损了，日积月累，疾病便会慢慢地一点一滴地浮现。

多年前有位男性患者来找我看诊，想通过中医调理的办法让自己瘦一些，因为他喜欢的女生嫌他太胖了，于是他坚决要减肥，还办了健身卡，请了私教。

辨证后，我真诚地告知患者："虽然你有决心，但要想瘦下来确实不是一件易事！"这句话当时打击到了他，虽不是我的本意，但这确实是一个棘手的病例，大家或许会好奇，这个病例为什么会让我这么为难呢？

针对这位患者的治疗主要集中在两个难点。一是确实太胖，而且是真的"虚胖"。二是患者的舌苔太过厚腻，加之有血糖偏高且不稳定的表象，而且经常值夜班，这些因素如果不能改变，至少得花一年的时间来调治。之所以一开口就打击他，就是希望他做好克服各种困难的准备。

不过，出乎我的意料，这位患者确实在减重这件事上非常下功夫，饮食均衡清淡，锻炼、中药和针灸调理样样不落下，花了足足有一年的时间，确实瘦下来了。我看着他这样一路瘦下来，真心为他高兴。最让我欣慰的是，他有一次喜滋滋地告诉我："复查了几次血糖，情况都非常良好，数值都在正常范围当中。"

其中所用的调理方法就是上述健脾减脂的方子，春为汤药，夏为丸药，秋再改为汤药，冬为膏滋方，每次换方时临证加减，效果确实有目共睹！不过，也真心感谢这位患者的恒心与毅力，才能有如此好的成效。

3. 男性益肺抗敏膏方
——清肝益肺，减少过敏发作

过敏，除了空气、食物因素之外，有很大一部分原因来自于遗传因素。每当看到来看诊的是过敏性体质的小孩子，我都会问家长是否自己也有过敏的现象。很多家长，尤其是男性家长，会惊讶地说："我最近(或近几年)好像有过敏症状的发作，可我小时候从来不过敏的！这也算遗传吗？"

下面我就给各位来解开这个误区。现在有过敏反应，但之前没发生过类似现象，并不代表不是过敏体质，应该说每个人都可能携带过敏体质的 DNA，只不过没有遇到特定的环境或机会而发作罢了。当然，现在的孩子比较"悲哀"，生在当下，食物、环境、空气的质量较差，导致孩子一生下来就要承受这些不良因素，自脾虚开始，接着肺虚，再者易于上火、内热滋生，如有不当因素，便会生病，诱发过敏。

说到这，各位男士是否能意识到应该开始注重体质的调理，及早预防过敏的发生，为了自己的健康也为下一代的健康下一番养生功夫！

另外，大部分的男士可能都会认为皮肤的保养与护理是女士的专利，忽略了对自身肤质的保养，这其实也是不正确的。例如春季，皮肤是很容易干燥的，为了自己的皮肤健康，预防过敏性皮肤疾患的发生，建议男士们注意经常补水、护肤，以防加重皮肤中水分脱失，引发皮肤瘙痒。贴身内衣宜选柔软的纯棉制品。还要注意手足的干燥和保暖，冬季外出时，应穿戴保暖、宽松的鞋袜和手套。

【男性益肺抗敏膏方】

麦冬、天冬、生地、白芍、百合、银耳、夜交藤、银柴胡各3份，乳香、乌梅、鹿角霜、南沙参、白鲜皮、地肤子、蛇床子各2份，蛇蜕、黄芩、阿胶、虫草各1份，蜂蜜适量，共熬成膏。

＜膏方故事＞ ···

我有位邻居，家庭成员几乎个个都有过敏的现象，过敏性鼻炎、过敏性咳嗽、异位性皮炎、荨麻疹……家中孩子一出生就反复湿疹，直到一周岁后才逐渐好转。上了幼儿园后，孩子便开始出现反复呼吸道感染，儿科医生经检查后向父母确诊孩子也是一个严重的过敏体质患者。

近三四年来，孩子的父亲每到换季的时候必会鼻塞、流涕、打喷嚏不止，原本也没当回事，偶尔吃吃药，扛一下就过去了，但一听到孩子的过敏其实是遗传了自己的基因，就不淡定了。他和爱人正计划要二胎，万一因为自己的过敏体质遗传给了第二个孩子，岂不是对不起孩子。于是他便来门诊找我想先调理一下，再考虑二胎的事。

我便针对他的体质特点，按上述的膏方加减，足足给他调理了冬春共 3 个月时间。后来到春夏交际、夏秋交际的时候，他没有再犯鼻炎的毛病，夫妻二人后来也顺利地孕育了二胎，衷心地祝愿宝宝身体健康。

4. 男性汇精助育膏方
——保肝补肾，解除不育危机

研究统计，慢性前列腺炎引起的不育约占不育患者的 5.1%~25.7%。为什么小小一个前列腺发炎就能让人不育了呢？提到不育，大家第一个联想到的肯定是精子吧，一旦男性得了前列腺炎，精子容易畸形，遇到卵子自然就难以结合，必然会影响男性的生育能力！

再者，精液里含 1/3 的前列腺液，前列腺发炎会导致前列腺液的成分改变，且酸性物质增多，而精子在酸性环境中不易存活，致使精子数量减少。

不止前列腺健康问题影响着生育，大量研究报告表明，世界范围内的人类精液质量正在逐渐下降。其中，导致男性生育力下降的一个重要原因就是环境及理化因素。

（1）金属元素。环境中存在的超标准量的硼、镉、铬、铅、锰、汞等金属元素，可对男性生殖功能造成不同程度的损害，表现为睾丸组织退行性病变。

（2）辐射。长期从事放射性工作的人员、肿瘤患者接受放化疗后、长期受到雷达微波辐射者，患不育症的比率较高。这是因为 X 射线或 γ 射线可直接作用于生精上皮，使精子发生阻滞，精子数量和活力下降，或精子成熟发生异常，干扰精子在附睾中的成熟及储存。

（3）杀虫剂。杀虫剂中的 DDT、二溴氯丙烷、有机磷和有机氯等物质可造成生精障碍。

（4）温度。长期热水浴、蒸气浴或者长期高温下作业者，均有可能发生生精障碍，影响生育能力。

（5）药物。许多药物都会影响精子生成和性功能。如治疗精神疾病药物氯丙嗪能提高催乳素的分泌，从而抑制促性腺激素和睾酮的分泌；秋水仙碱和长春碱等生物碱可抑制生精细胞的分裂，抑制精子生成；抗肿瘤和化疗药物具有不同程度的生殖毒性作用，抑制精子生成。

（6）烟酒。长期大量吸烟和饮用度数较高的酒可导致精子数量和活力减低。慢性酒精中毒者可出现睾丸萎缩，生精上皮受损，生精小管纤维化。

香烟中尼古丁等物质可直接影响精子生成。重度吸烟可使阴茎动脉收缩，睾丸和附睾血流动力学改变。吸烟还可使体内产生大量自由基，使精浆超氧化物歧化酶的生成减少或消耗增加，导致精子活力下降。

因此，远离环境污染、强化特殊职业保护、戒烟限酒、养成良好的生活习惯，以及时刻关注自己的前列腺系统健康，对于促进男性生殖健康、减少不育的发生是十分重要的。

【男性汇精助育膏方】

生地、熟地、西洋参、生龙骨、生牡蛎、怀牛膝、黄芪各3份，锁阳、阳起石、乳香、没药、肉苁蓉、淫羊藿、续断、鹿角胶各2份，菟丝子、金樱子、枸杞子、覆盆子、沙苑子、韭菜子、莱菔子、龟甲胶、鳖甲胶各1份，丁香0.1份，蜂蜜适量，共熬成膏。

＜膏方故事＞ •••••••••••••••••••••••••••••••••••••••

大约两三年前，我曾接诊过一位患者，自诉一年多来常因不明诱因自觉下腹和会阴部胀痛（针刺烧灼样痛）且潮湿不适，伴有尿频尿急等症状，时轻时重，时好时坏，先后到多家医院就诊，虽诊为前列腺炎，也经过了数次的静脉滴注、微波、导融等治疗，但症状却无明显改善，或短时间改善后又复发，来到我的诊室希望能试试中医药治疗方法。患者还说，他其实在这之前的半年就逐渐出现性趣丧失、食欲减退、睡眠障碍等症状，非常容易疲倦无力，同事和家人也经常说他有思维迟缓的现象，很为他担心。

后来在我这调理了有大半年之久，在与这位患者每一次就诊调方的过程中我发现，他之所以会年纪轻轻（当时是27岁的年纪）病情反复，很大一部分原因在于来自家庭的压力过大，而他本人又不懂得如何去舒压，所以就慢慢地出现了疾病的征兆，日子拖久了，病症加重，治疗的时间就长了很多。

我记得最后为他调理收尾时用的就是上述膏方的加味方。他和爱人结婚已有2年了，一直因为疾病的困扰而没有顺利孕育出下一代，所以，为了满足他们夫妻俩的迫切愿望，我便采用了汇精助育方给这位男士服用，让他爱人服用相应的调经促孕膏方调理。并且叮嘱他，含锌的食物能够促进睾酮生成，提升精子的活力，所以应该经常食用牛奶、贝类、三文鱼、羊肉、鸡肉、牛肉、花生等含锌量高的食材。

后来，大约又过了半年的样子，他们夫妻俩一起来门诊找我，不是来就诊的，而是来跟我报喜讯，说是已怀孕3个月，胎儿十分健康，我十分欣慰。

5. 男性强心养脏膏方
——护肝强心，心血管病别来

男性患冠心病的概率是女性的 3 倍。每年约有 35.6 万男性死于心脏疾病，是死于癌症患者的 2 倍。

根据国家统计局的统计，中国人的平均预期寿命已经达到男性73.64 岁、女性 79.43 岁了。随着寿命的增长，饮食结构和生活方式的改变，中国人受心血管疾病的危害也越来越大，心血管疾病已经成为城市人口的第一杀手，将近 30% 的人是由于心血管疾病而死亡的。

心血管疾病的危险诱发因素主要如下。

（1）过度肥胖。这是公认的引起心血管疾病的重要危险因素之一，因为肥胖能加重心脏负荷，而且肥胖的人更容易得糖尿病。据统计，体重下降 5~10 千克可以明显降低患心血管病的概率。

（2）缺乏体育锻炼。规律的健身锻炼有助于预防心血管疾病，原因非常简单，运动可以促进新陈代谢，有利于控制血脂、血糖、血压和体重等疾病诱发因素。

（3）高血压。血压增高便会增加心脏负荷，严重时导致心脏变大、变得较脆弱。如果一个人同时患有高血压和糖尿病，那么心血管疾病的发病率会翻倍，而高血压也是脑血管意外、肾功能衰竭的导火索。

（4）高血脂。血液中胆固醇、脂肪、低密度脂蛋白含量过高，或高密度脂蛋白含量过低，都会增加血栓形成和动脉硬化的可能性，进一步发展可能导致冠心病或者发生脑血管意外。

（5）糖尿病。血糖增高且长期不稳定，会增加心血管病的发病率，三分之二的糖尿病患者会死于心血管病或中风。

（6）吸烟。吸烟者心肌梗死发病率是不吸烟者的2倍以上。吸烟者心脏猝死的概率明显升高，当然，吸二手烟的人患心脏病的概率也会上升，所以，为了您和您身边的亲朋好友，建议您尽早戒烟。

（7）遗传因素。近亲中有心血管病患者或因心血管病死亡的，也被认为患心血管病的危险性有所提高。

（8）年龄。85%死于冠心病的人都在65岁以上。男性在40岁以上患心脏病的概率显著上升，女性在停经之后，心血管病发生率也明显上升。

运动、经常健身是预防心血管疾病、提高心血管功能健康的一个良好习惯，因为运动可以减轻体重和缓解紧张，帮助血压下降，还可以降低血脂，提高血液中高密度脂蛋白的含量。高密度脂蛋白被誉为"血管的清道夫"，它可以缓解动脉硬化和防止血栓的形成。

除此之外，避免自己成为坐式生活方式的一员也十分重要。早上起来，坐车上班上学，因学习或工作的需要，长时间坐在办公桌前或电脑前，下班回家又坐在电视机、电脑、书桌前，不只是大人，连孩子也深受这种生活方式的荼毒，若再加上过度饮食，便会不断增加心血管疾病的患病率。

【男性强心养脏膏方】

丹参、党参、玄参、柏子仁、瓜蒌仁、煅龙骨、煅牡蛎各3

份，麦冬、炒麦芽、山楂、五味子、枳实、厚朴、黄连各2份，酸枣仁、淡竹叶、黑木耳、吴茱萸、肉桂、红糖各1份，蜂蜜适量，熬成蜜膏。

＜膏方故事＞••••••••••••••••••••••••••••••••

相信很多吸烟者都多少会有想要戒烟的冲动，只不过有没有开始戒烟、有没有坚持、有没有成功，都是需要毅力来助推的。

我有个患者，就是因为下决心戒烟，出现了戒断综合征，血压噌噌往上升，最后心血管内科诊断为高血压患者，医生建议他可以少吸点烟先让血压恢复到正常水平，再慢慢减量甚至戒掉，但他非常坚决不愿再碰触吸烟这件事。

后来服用降压药大概2个月的时间，血压才慢慢恢复正常。半年后因为一次巨大的工作压力，让他再次吸上了烟，血压虽然不用药就能维持正常，但烟瘾却让他在压力缓解的过程中又逐渐对自己感到失望。又过了半年不到，他决心第二次戒烟，可又是一下子彻底不抽了，戒断综合征更加明显，血压再次飙升，只好再次服用降压药。

在这里我特别提醒想要戒烟的人，若是本身有慢性疾患如心血管疾病、泌尿系统疾病等，千万别一下彻底戒烟，一根都不抽了，这样只会导致平时表现不出来的疾病症状出现并加重。慢慢地减少吸烟量，直到完全不吸烟也没有其他疾病症状出现，才是成功戒烟的标志！

再说回这位患者，他第二次戒烟后，血压反弹明显，吃降压药的同时来找我用中药调理。我先给他开了有助于降压、戒烟瘾的中药方，服用差不多 3 个月的时间，他的血压基本平稳了，便改为膏方巩固，膏方结束了以后，再予以药丸剂型缓调，总算是平稳地度过了戒断期。治疗期间我建议他加大运动量，唯有运动才是真正锻炼血管弹性的好办法！大约过了一年的时间，在他的不懈努力之下，降压药也慢慢停用了，血压及身体其他各项指标也都恢复正常，精神和身体状态都明显改善，看起来年轻了 10 多岁。

6. 男性老当益壮膏方
——调整脏腑，老来当益壮

前列腺是中年男性的一个重灾区。一般来说，如果小便时可见泡沫，泡沫较大或大小不一，并且持续时间较短，属于正常冲起的泡沫，无需紧张；但如果感觉尿液表面漂浮着一层细小的泡沫，且久久不散，那就很可能与前列腺问题挂上钩了，这就需要积极重视啦！

补肾一直是男人的必修课，肾是男人的支柱。过去流行以形补形，以为多吃内脏类及海产品就可以达到补肾的功效。但是内脏类及海产类食品的胆固醇过高，往往易引发高血压等问题，所以这种"补"的方式并不可取。

送给大家两首诗句共勉之。《后汉书·马援传》："丈夫为志，穷当益坚，老当益壮。"《滕王阁序》："老当益壮，宁移白首之心？穷且益坚，不坠青云之志。"

【男性老当益壮膏方】

当归、淫羊藿、白芍、肉苁蓉、锁阳、核桃仁、益智仁各3份，生地、熟地、牛膝、金樱子、鹿角霜各2份，景天三七、何首乌、蛇床子、鹿角胶、鳖甲胶、枸杞子、菊花各1份，黑附片、黄柏各0.5份，丁香0.1份，蜂蜜适量，共熬成膏。

＜膏方故事＞·····························

从中年男子的补肾调理辨证方法来看，只补肾是远远不够的，还需五脏同调，分期论治。比如单从提高性生活质量的角度来看，平素因工作或生活需要而天天面对电子产品的男性，还需要清肝活血解毒之味，加之补肾之品，方可达用药后精神焕发、精力大盛之效。又比如每天坐着的时间很长，运动时间很少，易出现脂肪堆积，湿与虚火内蕴于体内，是湿热重浊之体质，故补肾温阳以祛湿之外，尚需滋阴清火之类，清温同调。

上述这两类人，其实就是现代文明病的两大类表现。在治疗处方上，需要临证加减，补肾的内涵也必然是阴阳同调，缺一不可。

在一次聚餐上我遇到一位老朋友，看到他嘴角有些歪，走路时下肢有些偏跛，我便私下询问他近日来是否有不适症状。结果老朋友一听就笑了，他说："没想到我身边这么多同事朋友都没发现，反倒让老唐你看出来了。"半年前他发生过一次小中风，后来自己坚持做了复健，现在基本上是看不出来了，恢复得确实还不错。不过有一个不能轻易道与外人听的症状，他发现自从病了之后，性生活都不是太美满，有些力不从心，正好我在，让我给他出谋划策一下。考虑到他仍在高管的职位上兢兢业业，每天喝汤药估计是难以坚持，故而我是膏酒并用，以上述膏方加减调剂，再配以温阳活血之中药药酒，采用多管齐下之法，走病后积极调理之势，大约半年的时间，他便恢复如常。

不过，我还是要特别说明一下，性生活质量下降并非难以启齿之事，无论是何种病症，都会明显影响五脏六腑的气血运行，中风、肿瘤、各种长期慢性病需靠药物控制者，都会出现阳气虚乏的现象。因此，在对症治疗的同时，需及早进行肝肾阴阳同调，让五脏六腑气血调和，更好地恢复正常体力、男性雄风。

女性养生膏方

女人如水之柔美，但有刚强坚毅的内心，刚柔相济才是女人的本色出演，也是健康女人的本钱。

《黄帝内经》中有"五七阳明脉衰，面始焦，发始堕"之句，就是说女子自 35 岁以后，生理功能开始走下坡路，若是没有尽早开始保养，面色暗黄、皮肤粗糙、色斑眼袋等问题就会慢慢浮现。而这些问题都是身体内部气血失和、肝脾虚弱所致，必须尽早调理。

若非是中医理念深厚者，对于"肝肾"一词难以理解，我们可将其理解为"内分泌系统"，或者是"气血"。内分泌能够调节机体的各项功能，对于女性来说，决定着女性的各个生命周期，影响着机体和精神的健康。如果内分泌系统出现问题，体内的各种激素所保持的平衡被破坏，就不能够有效控制机体，女性朋友就容易生病，最常见的就是引起乳腺疾患、妇科疾病、难以怀孕、情绪精神状态低落或暴躁、体型肥胖或消瘦等。

（1）乳房胀痛、乳腺增生。雌激素的分泌会促进乳腺的生长发育，所以一旦内分泌失衡、紊乱，便容易形成乳腺增生（乳腺节结）及乳腺癌。

（2）妇科疾病及面部色斑。子宫内膜异位症、月经量不规律、痛经、月经不调等都是由内分泌失调引起的常见的妇科疾病。比如蝴蝶斑、黄褐斑等面部色斑，也是由于气滞血瘀，内分泌失调引起的。

（3）女性难以怀孕。有的女性婚后多年，性生活正常，医院检查也正常，却一直无法怀孕。究其原因，大部分是由于内分泌失调，某些与怀孕密切相关的激素分泌紊乱，影响了正常受孕。也可能是子宫内膜受损，月经不调，令女性激素的反应不灵敏，反射性地影响内分泌的调节作用，降低了受孕成功的概率。

（4）情绪状况不稳定。女性经常会出现脾气急躁、抑郁、焦虑等情绪起伏较大的情况，甚至出现自汗盗汗等汗证、脾气无法自控等情况，这些可能也是由内分泌功能紊乱导致的。

（5）肥胖或消瘦。体型的胖瘦是许多人评判美丑的标准，令许多女性困扰不已。很多人因为肥胖失去了理性，而做了许多不明智的选择，花了冤枉钱不说，还伤了自身健康，最常见的便是造成内分泌系统紊乱。很多人有这样的感慨，"喝水都能长肉"。中医学可以从辨证论治的方法来调理，因人而异地调节，可帮助内分泌功能恢复正常。

从中医学上来说，内分泌失调是阴虚的表现，由气血瘀滞所造成。瘀血滞留体内、脉络受阻、外毒入侵人体、产后恶露不下等都可能会引致肝气不舒、气血瘀滞。很多女性常见病其实都是由于内分泌失调所引起。

因此，治疗以上病症要从调节内分泌入手，令气血通畅，使精血滋养全身，促进血液循环，由内而外全面调理。根据中医学辨证施治原则，对功能亢进者应多注意养阴治疗，而对于功能减退者往往表现有气血两虚、肾虚等，一般是给予补血益气、补肾、疏肝等治疗，使情况得以改善。

1. 女性养血调经膏方
——调理月经，养出好气色

女子"天癸"至而为成熟，月经周期的规律、颜色的亮泽、经量的多寡、经期的反应等，都能直接影响并反映在女性的气色之上，良好的月事意味着健康状态，以及与其他脏器、身体某些部位的健康有所联系。女人重养肝，肝藏血，血舍魂，肝胆清健，则血脉通畅，血液运行充沛，脏腑得以滋养润泽，五神志皆能安守于各脏腑之中，便能得一身健康。

观察女性的气色尤其是面色，就能够基本判断体质情况，以推断月经顺遂与否。常见有如下两类。

（1）面色呈现暗沉者，多由肾气不足引起。肾气亏虚导致阴液亏损，所以皮肤得不到滋养，才会显得暗淡，容易月经量少、色暗、有血块。因此，要补肾气以助黑色素代谢，让肤质更加光润粉嫩。

（2）肤色白，可是却白得不健康者。比如经常呈现出铁青、无血色，或是萎黄无华者，都是缺乏气血的濡养，使得肌肤色泽苍白。出现这类问题的女性尤其要注意饮食，忌食冰冷寒凉的食物，特别是夏天总待在冷气空调房里，也能引起宫寒体质，因此容易怕冷及发生痛经。

【女性养血调经膏方】

生地、熟地、当归、赤芍、白芍、酒川芎、怀山药、生黄芪各3份，阿胶、莲子、香附、炒山楂、陈皮、益母草各2份，黑枣、艾叶、生姜各1份，共熬成膏。

＜膏方故事＞·······················

有一次我的学生被邀请去给某公司做三八妇女节的中医养生讲座，学生问我讲什么样的题目好。我说，女性爱美是天性，而好容颜好气色必然关乎月经情况，所以你从调理月经方面着手去讲，肯定能讲到听众的内心去。据说在那场讲座中，女性白领居多，而且由于我这学生是女中医，讲座反响很好，课下特别多听众来向她问月经调理的事宜。

讲一讲我几年前诊治的一个病例吧。有位女性患者，年近40岁，近10年来月经非常不规律，每次量多，还有淋漓不尽的症状，看过很多医生，她爱人说每次她都是一麻袋一麻袋中药扛回家熬着吃的，就想要把月经调规律了，可始终没见到满意的疗效，情况是反反复复。

她还真没想到来我这里调理了 2 个月左右，月经就开始正常了，淋漓不尽的情况也有了根本性的好转。后来我就让她偶尔来调理一下，平时经常艾灸神阙、关元、命门、三阴交、足三里等穴，慢慢就能将月经调整好了。她也确实很认真，几乎每天都能够执行我的医嘱进行睡前艾灸。后来每年冬天，这位患者都会来找我开膏方，调上一个半月，也算是定期保养了。

2. 女性健脾抗炎膏方
——观察白带，拒绝妇科病

每位女性一生当中多少都会受到妇科疾病的困扰，比如阴道炎、盆腔炎、附件炎等，最常见的证候表现便是白带的变化。

白带是从女性阴道中分泌的黏稠状液体，它具有抑制病菌和润滑阴道的作用，更是女性生殖健康的"晴雨表"。在健康情况下白带多是无气味、微酸性的黏稠物质，白带增多与体内雌激素水平增高成正比，在排卵期或妊娠期都可能出现生理性白带增多，一般过了排卵期以后，雌激素水平减少，白带就会减少且变得稠厚。子宫内膜生长时间过长，或应用雌激素药物后，均可出现类似的白带增多症状。

　　很多女性一出现白带异常就会很焦急地问：白带多、有异味是怎么回事？需要特别提醒女性朋友们注意的是，如果白带多的同时出现了其他异常，比如白带的气味、颜色、质地都发生了变化，那就可能预示着某种妇科疾病的发生，最常见的是宫颈炎症，甚至糜烂、病原体感染引起的阴道炎、生殖器炎症等，以及阴道滴虫感染。除造成白带增多，还会伴有恶臭、阴部瘙痒。当患有霉菌性阴道炎时，白带色黄或白，多数质地黏稠，有时也可能质地稀薄，典型的白带呈豆腐渣样或乳凝块状。白带疾病可由于异物进入阴道所致，比如阴道内有纱布、卫生棉塞、月经栓等，还有的女性子宫不适宜安放节育器具，放置后会刺激生殖器官而使白带增多。另外，患有子宫内膜炎等盆腔炎时，白带也会增多，色黄，质稀，且多伴有腹痛。

【女性健脾抗炎膏方】

　　薏苡仁、赤小豆、白芷、丹参、萹蓄、瞿麦、草河车、土茯苓、白扁豆、山药各3份，陈皮、苍术、甘草、莲子各2份，鸡冠花、芍药花、玫瑰花、梅花、砂仁各1份，炒枣仁、木香、黄柏、黄连各0.5份，熬成清膏。

＜膏方故事＞ ···

　　为何调理白带问题的膏方用药组成中，我没有采用阿胶、鹿角胶、龟甲胶等动物胶类药呢？这是因为白带问题多与湿热或脾虚有关，而掺杂肝肾亏虚之证型，若是过多使用胶类药物，怕有敛邪而扶正亦未及之虑。

有一次，有位患者来调理白带，起因是她妇科炎症总反复，治疗了很久，效果不理想，为了改善体质、根治疾病才来找我。于是我便先以汤药和针灸进行调理，后来改用丸药缓调，最后给她配了清膏巩固。

调理期间，这位患者看到朋友圈都在发阿胶糕的信息，说是阿胶糕的功效很好，尤其对女性保养效果明显，于是她也买了点当零食吃。结果糟糕的是，她的白带问题又反复了，我还纳闷这还没调理好满一年呢，怎么又复发了，后来她才告诉我她有吃阿胶糕这件事。

其实阿胶糕是十分不错的滋补零食，可是却并非每个人都适合。就像人参虽补，但对于阳亢之人那就是毒药了！她吃的阿胶糕里，还放了核桃、枸杞等，加上她平素工作忙碌，有时候连三餐都顾不上吃，这一来一往，脾胃伤了、补得太过，病情就出现了反复。

于是我只能重新开始新一轮调理，这次我千叮万嘱："想吃一些药性较强烈的零食时，千万别过于积极，还是让医生来建议你怎么吃比较好！"

3. 女性理气通络膏方
——疏肝理气，乳腺不增生

乳腺与子宫、卵巢有密而不杂的经络相连，乳腺疾病的形成与子官、卵巢也有不可分割的关联。试想女性十月怀胎，月事停，乳汁丰；平素月经规律而来，又可有经前出现乳房胀满之证，而月事下时则乳房胀满亦减。

《妇科玉尺》说："妇人之疾，关系最巨者则莫如乳。"可见前人对乳房疾病十分重视。后世医家认为，男子乳头属肝，乳房属肾；女子乳头属肝，乳房属胃。故乳房疾病与肝、胃二经及肾经、冲任二脉关系最为密切。乳腺增生严重者癌变的危险性较正常妇女增加 2~4 倍，临床症状和体征有时会与乳腺癌相混。乳腺增生病中一小部分有可能发展成为乳腺癌，这也是不少人认为乳腺增生最大的危害。

另外，乳腺增生对女性的精神影响甚大。乳腺增生患者常常会有明显的情绪起伏改变，生活规律也会被扰乱，身体免疫功能会因劳累而每况愈下，不仅容易神疲乏力，乳房局部也会因情绪变化而痛得心烦。

常见的乳腺增生证型如下。

（1）肝郁气滞证。月经先期或行经期乳房肿痛，随喜怒消失，一侧或双侧可扪及大小不等的串珠状节结，肿块多为绿豆大小的结节，或成粗条索状。质韧不坚硬，按之可动，不与深部组织粘连，边界不清，月经周期不足，经量较多，胸闷嗳气，精神抑郁，心烦易怒。

（2）冲任不调证。乳房有肿块，经前或经期疼痛加重，经行后减轻或消失，经期多后延，经痛不剧，经量少，身倦无力，腰酸肢冷，少腹畏寒，日久失治者少数可发生癌变。

【女性理气通络膏方】

柴胡、当归、丹参、白术、白芍、赤芍、茯苓、娑萝子、路路通、丝瓜络各3份，茜草、香附、郁金、青皮、牡蛎、海藻、鸡内金各2份，黄芪、乳香、没药、浙贝母、瓜蒌、皂角刺、王不留行、川楝子各1份，加蜂蜜适量，熬成蜜膏。

＜膏方故事＞••

一个实质性的增生在我们体内不断长大，很大程度上是气血运行不顺畅所致。乳腺增生，中医学病名为乳癖，多由于郁怒伤肝、思虑伤脾、气滞血瘀、痰凝成核等因素所致，造成乳房气血瘀滞现象，属于慢性病，若不及时治疗，乳腺易产生癌变可能。由中医学理论的指导、经络学说的走行演示，加上临床上的治疗经验，不难看出女性很多疾病都串联在乳腺－子宫－附件这一系统中，将一处的气血不和调理得当，便能令这个系统链上各处恢复健康，另外甲状腺其实也在此系统之中。

曾有位患者杨女士，年初刚结婚，在婚后的一次单位体检中，医生提醒她有乳腺增生，请她定期检查。杨女士平时都没怎么生过病，一下子听到增生这个词令她非常困惑，压力也特别大，几天几夜没怎么睡好觉，心里总是想会不会增生就是肿瘤。

她不敢告诉丈夫，自己悄悄地到医院检查，经一番检查后，医生告诉她，她的乳腺增生情况是一种常见的良性增生，应该是多年来月经不调，加之工作压力大所致，基本上癌变的可能性很小，不必紧张，杨女士这才放下了心中这块大石头。不过听到医生的解释，也让她下决心要好好调理一番，便来找我看诊。我依然是先予以汤药调理，再膏方收尾巩固，效果还是不错。

其实心理上的紧张、焦虑、易起急等因素，都是不利于这一类疾病诊治的，所以在杨女士来就诊的时候，我非常认真地告诫她，平素要调整好自己的心态，切莫情绪起伏波动太大，不然现在可能发现的是乳腺增生，以后可能就会发现多个别处的增生、囊肿等，得不偿失！

4. 女性好孕膏方
——孕前准备，迎健康宝宝

随着二胎的开放，我们开始教育我们的下一代，有自己的亲生弟弟或妹妹时，作为哥哥或姐姐要怎么样爱护即将到来的小宝贝们。确实，在人口不断增加的同时，我们应追求孕产质量的提高，在老龄化越来越凸显的中国社会中，寿命的延长不在话下。通过中医学理论的指导来调理备孕备胎，学习围产医学相关知识和常识等，并不是一项为人父母的作业，而是一份喜悦。

若要宝宝健康，其实应从孕前就要有所准备。受孕有赖于气血和顺、精充、神旺，一般自我感觉健康的女性，可在准备怀孕前3个月开始进行调养，如果自我感觉身体健康状况不够理想时，则需在准备怀孕前 6 个月至 1 年的时间进行调养。

健康的宝宝除了优质的精子、卵子结合成良好的胚胎外，还需要一个良好的发育环境，就像好的庄稼需要肥沃的土地来滋养一样，对于宝宝来说，这"肥沃的土地"就是妈妈健康的身体、健康的子宫内环境。而中医学说，女子以血为本，血液与生俱来，是生命的根本，它周而复始在全身运行，滋养五脏六腑、筋骨皮毛，使人体的脏腑经络、五官九窍、四肢百骸等各项功能保持正常，同时维持人体及其各部分组织的生命活动。故当血虚、血瘀等问题出现时，便会影响健康。

在饮食上，一般的红色或黑色食物都可起到补益气血的效果，如桑椹、胡萝卜、乌鸡、土鸡蛋、鸽子蛋、海参、红枣、红糖、赤小豆等。而脾胃为气血生化之源，过多的甘甜之品会阻碍气血的生成，所以要少吃甜食。此外，刺激性、过冷、过热的食物也要少吃，这对养护脾胃有益。

血瘀体质的女性因血液失其流动性、滞涩不流，则转化为瘀血，阻碍正常的血液运行，与血虚一样不能滋养全身，必然会影响到机体的健康。然而，血瘀并非真正意义上的血虚，所以要以通为养。一般血瘀的人可出现身体某部位像针刺一样的疼痛，疼痛不移，夜间更为严重；口燥咽干，但只想用水漱口却不想咽下；月经经常推迟，痛经较为严重，月经颜色较深或血块较多；肌肤粗糙、摸之棘手；舌可见青或青紫斑等现象。

再说到中医学所说的"气"，它是一种能量，是人体的元气，是构成人体和维持人体生命活动的物质基础，是不断运动着的具有很强活力的精微物质。正所谓"气行则血行""气为血之母，血为气之帅"，元气不足就会导致脏腑功能低下，无法推动血液运行而濡养周身，身体各处就容易处于衰弱状态，表现为少气懒言、全身疲倦乏力、声音低沉、动则气短易出汗、头晕、心悸、食欲不佳等。试想，如果身体总是处于这种"病歪歪"的状态，又何谈优生优育呢?

再谈一下"神志"的调养。中医学有"药养不如食养，食养不如精养，精养不如神养"之说，所谓神养，主要指的是精神的调摄与护养。人有悲欢离合，有怒、喜、忧、思、悲、恐、惊七种易致病之情绪，情绪的好坏决定着身体健康的状态。须知心情愉快、性格开朗，不仅对健康的心理有益，还能增强机体的免疫力，对新陈代谢也有利。若在孤独、忧郁、失落、自卑等消极心理影响下，久而久之生理上也会出现健康问题，这对即将受孕的准妈妈是没有任何好处的。

中医学认为，父母的心理状况深深影响着受孕后胚胎的先天身心建设，因此受孕后也会因"外象内感"而影响胎儿的身心发育，故而要让孩子不输在起跑线上，便要从受孕前就开始准备!

综上三点，本人认为：最重要的还是全身调理。近几年来我在对夫妇双方进行备孕备胎的调治中深深体会到，全身调理是优生优育必不可少的前提，是孕育一个优质健康的小宝宝的必备攻略。这就是中医学所说的，人是一个有机整体，人体的五脏六腑生理上是互相关联的，存在着相生相克的影响。某一个脏器出现问题，也会导致其他脏器出现问题，所以中医学提倡的孕前准备讲究全身调理，而非单独调养某个脏器。但因为肝脏、脾脏、肾脏功能对女性气血的影响最大，在孕前调理时更需关注对它们的调养。

【女性好孕膏方－排卵前】

百合、生白术、北沙参、麦冬、菟丝子、白芍、川续断各4份，佩兰、陈皮、白扁豆、泽兰、代代花、香橘叶、女贞子、苏梗、路路通各3份，藁本、砂仁、黄芩、桑寄生、白芷、紫石英、阿胶各2份，炙甘草、小茴香、鹿角胶、龟甲胶各1份，共熬成膏。

【女性好孕膏方－排卵后】

黄精、茯苓、当归、菟丝子、炒枣仁、海螵蛸、杜仲各4份，橘叶、苏梗、北沙参、盐橘核、山药、莱菔子各3份，女贞子、法半夏、姜厚朴、代代花、阿胶各2份，龟甲胶、鹿角胶各1份，共熬成膏。

＜膏方故事＞••••••••••••••••••••••••••••••••••••

中国人生子算是"疯狂的"，为了让下一代比别人优秀、健康，我们可能挑"吉时"，还要看"风水"，生男生女也有许多的讲究与说法。我曾见过一对夫妻，两人都是年近40岁才结婚，在这之前只顾拼事业了，结婚之后，生活条件比较优越，俩人非常希望有自己爱的结晶，而且一胎还不够，最好能有精力一次双胎，不行的话也希望能生二胎。

也许是年龄的关系，也许是工作压力太大的关系，他们从决定结婚的时候就开始计划生孩子这件大事了，婚后尝试了许多办法，一直没有成功。后来他们决定在做人工授精前再试试中医调理的办法，便来到了我这看诊。

我为女士把过脉后，发现她气血十分紊乱，还有下元亏虚之象，她要是想怀孕还真是急不来的，就是真受孕了，估计整个孕期都会很不舒服，会不会影响胎儿胎元的健康也不好说。

于是我让她再给自己3个月的调理时间，不可心急，治疗方案是每天艾灸，每周针灸2次，膏方及煲汤并重，再就是减轻自己的工作量，减少压力和情绪的波动。

与此同时，我还发现了一个问题，就是这位女士调理的方式方法算很丰富了，但是她老公却很少跟着一起调理，既然是为了尽快成功怀孕，我还是多说了一句，让她老公一起调理效果更好。

了解后才知道，她的先生其实非常希望加入调理的行列中，可不知为何，之前医生开的中药，他次次吃、次次不舒服，胃脘胀痛严重，后来就不敢再进行中医中药调理了。但听到我的坚持，他也愿意再试一次，与太太一起调理。

有一次他带了之前调理的方子来给我参考，我才知道他为何会经常吃了中药就引发胃脘不舒的症状，原因就在于药太补了。中医有句话叫"虚不受补",意思便是在身体内部亏虚太过之时,补药的进入只会让身体引起反感,进而出现各种不舒服的表现。我在随后的调理方案中,考虑到了调理脾胃,故而可以避免这位患者服药后出现这样那样的"副作用"。

5. 女性产后焕新膏方
——产后滋补,调养焕新生

生产是女人一生中的一件大事,产后,每一位新妈妈都面临生产的疲累、哺乳的劳累,以及因此出现的各种身体问题。产后月子做得好,女人可获脱胎换骨般新生之机,如果月子做得不好,就可能变成"黄脸婆",这可是得不偿失呀!

女性因为生产而造成气血亏虚,因此在产后很容易出现抵抗力下降的各种表现,比如外感风寒湿热、肠胃不适等气血亏虚,甚至气虚下陷、血虚疲乏等证。除了这些症状之外,若产前还有其他疾病,产后也有可能被引发。因此,产后调养是女性很重要的问题。

从中医学的角度来说,产后调养主要是两个方面:一是补养气血,防止外感。二是要注意保持精神愉悦,因女性产后身体需要休息,又要兼顾哺乳的工作,生活琐事较多,所以特别容易造成情绪波动。正所谓"百病生于气",气机不调顺,特别容易引起肝胃不和,出现胃痛、胃胀、口苦、胁肋胀痛等症状,此时不可盲目进补,否则会加重肠胃的负担，故而须先调养肝胃，达到身体各方面气血平衡后，方可进行产后滋养调补。

女性产后调理，虽着重以补气养血为主，但是刚开始时，需先辨别有无产后瘀血存积的内在体质情况，先排瘀，然后才可补养气血。须知产后恶露不净、产后腹痛多是气虚、瘀血作怪的缘故。但若产后出现的是面色苍白、精神疲惫、头晕、乏力等症状，则是严重的产后气血亏虚之象，便需要尽快补养气血，补虚为主，排瘀为辅。

自古以来，产后坐月子有很多禁忌，比如不能洗头、不能吃水果、不能下床、不能洗澡等，这虽有言过其实之嫌，但其中的主旨很重要，就是要注意保暖、避风寒。

我认为坐月子最好以2个月为宜，也就是双月子！产后40天左右是女性健康恢复的时间段，从中医学角度来说，特别强调产后恢复，包括脊柱、内脏等的复原归位。女性在妊娠的过程中，脊柱的曲度、内脏的位置会因为胎儿胎位等发生改变，而恢复的过程很是重要，一不留神就容易落下病根，也就是我们所说的月子病，所以月子期间不应该做过多劳累的事情，包括生理上的劳动以及心理上的压力和情绪波动。

【女性产后焕新膏方】

当归、川芎、白芍、熟地、生地、生晒参、白茯苓、炒白术、甘草各3份，生山楂、生麦芽、杜仲、牛膝、元胡、阿胶各2份，黑芝麻、桂圆、桃仁、麦冬、莲子各1份，玫瑰花、红花、蒲黄、干姜、肉桂、三七、炒栀子、淡豆豉各0.5份，共熬成膏。

＜膏方故事＞ ••••••••••••••••••••••••••••••••••

女人生孩子，尤其是顺产，可谓是从鬼门关走了一遭，传统的坐月子，通常会用鸡汤来进行调补。现在许多月子中心更是提供各式各样的月子餐，料好、味佳，而且还有营养膳食的均衡搭配，以及中医医师的精心药膳调配。

我经常给一些月子中心做相关讲座，有些产妇会担心服用中药会对婴儿产生不良影响，比如使乳汁变苦，或者让乳汁带有药效会对婴儿不利等，我都会一一更正。中医药文化博大精深，药食同源的饮食养生观却被一些传统观念薄弱的中国人所忽略，饮食也有辅助疗愈的事实许多人不以为然。这让我深感发扬中医中药的责任重大。

我在开具产后调理用的中药方，甚至是月子里恶露排干净后开始使用膏方调理的处方中，为了能使产妇产后尽快恢复健康，基本上所使用的大多数药味以偏于甘淡、性温为主，且多选择药食同源之品。不仅药味佳，助于恢复，也有助于产妇乳汁分泌，宝宝全身气血整合，苗壮成长，这才是产后中医调理的积极意义。

6. 女性更年冻龄膏方
——冻龄美女，没有更年期

虽说人生不过是"生长壮老已"五个过程，好似人到中老年时就肯定会成为大腹便便、人老珠黄之象，可在当今科技发达、人人皆养生的时代，尤其是女性到了更年期，未必枯老衰败，肌肤依然细嫩白皙，身体状况也十分健康，"冻龄美女"一词油然而生。

更年期综合征是由雌激素水平下降而引起的一系列症状。更年期妇女由于卵巢功能减退，垂体功能亢进，分泌过多的促性腺激素，引起自主神经功能紊乱，从而出现一系列程度不同的症状，如月经变化、面色潮红、心悸、失眠、乏力、抑郁、多虑、情绪不稳定、易激动、注意力难以集中等，称为更年期综合征。

西医临床上用补充雌激素的办法来调节更年期雌激素水平下降问题，不过，长期直接补充雌激素会打破体内性激素平衡。根据世界卫生组织发表的研究报告显示，持续 5 年以上服用雌激素与黄体酮的妇女，虽然可以降低骨盆骨折和结肠直肠癌发生的概率，但是却会增加罹患乳腺癌以及血管栓塞疾病的风险。因此这并不是一个最佳的治疗办法。

中医学认为更年期综合征是肾气不足、天癸衰少，以至阴阳平衡失调造成的。因此在治疗时，应以补肾气、调阴阳为主要方法，做好更年期的保健，为老年期的健康打下基础。

【女性更年冻龄膏方】

紫草、巴戟天、白芍、仙茅、淫羊藿、麦冬、茯神、炒枣仁各3份，荆芥穗、五味子、当归、竹茹、荷叶、枸杞子、合欢皮、夜交藤各3份，知母、丹参、旱莲草、菟丝子、鳖甲胶、阿胶各2份，黄柏、栀子、滁菊花、肉苁蓉各1份，共熬成膏。

＜膏方故事＞••••••••••••••••••••••••••••••••••

曾经有位女性患者张女士来我的门诊看诊，打一坐下来就开始不停地跟我抱怨婆媳关系不和，不仅是她和她的婆婆，她也刚做了婆婆，她和儿媳妇也相处得不融洽。她渐渐出现了失眠、出虚汗、心慌、头晕、乏力、胸闷、浑身酸痛等症状，严重影响了她的生活质量。

张女士面颊部的蝴蝶样斑很明显，加之容易起急，心情郁闷，这是很典型的更年期综合征表现。但她的痛苦却受不到家里人的重视，家人总以为她过分娇气，为了吸引家人的关注与照护而"装出来"的，着实让她委屈不已，唯有学医的小女儿鼓励她用中医药调理一下。

很多女性不愿意面对"更年期"问题，好似这是一个恶瘤、毒瘤。其实只需要做好一生中每个阶段的提前调理，就能有好容颜、好气色，还能在老年到来之前让自己的身体保持健康的状态。

张女士非常配合中医药调理，加上膏方的缓调与养生药茶的饮用，大约有半年多的时间，整个人光彩焕发，原来的疲劳、乏力、盗汗、酸痛、失眠、心慌等症状一扫而空。

青春期调理膏方

　　青春期是每个人必经的快速生长发育时期，生理学专家把 18 岁定为成人，此时男孩蜕变为男人，女孩蜕变为女人，生理上以经历喉结、变声、月经初潮等变化而完成蜕变。在这一时期，大多数青少年的发育是正常的，少数男生女生会在青春期发育停步或出现问题，根据各种不同的问题，调理变得很是重要。人在幼年时期有过一次生长发育飞跃时期，而青春期便是可以通过各种调理的方式，再一次让自身健康状态达到最佳状态的时期。常言道："不要输在起跑线上"，青春期就是这样的另一条起跑线。

　　青春期若是没有尽早调理，可能会在成长的过程中出现一些疾病。青春期皮肤上长痘，便是因皮脂腺分泌过多，堵塞毛孔所致。有的女孩可能出现经期不规律或痛经，痛经可能为原发性痛经，也有可能是继发性痛经；男孩则可能出现遗精、梦遗。另外还有发育迟缓、生长迟滞、性器官发育不良、身材矮小、月经失调、男性女乳化、女性男性化等病症，家长必须引起足够重视。

现代的儿童青少年由于同侪之间竞争激烈，加之课业压力繁重，除了生理上的疾患，情绪和心理上也容易出现焦虑、抑郁、急躁等，甚至因压力而衍生出头痛、疲倦、眩晕、失眠、厌食、肥胖等身心问题。

有一种疾病叫作"神经官能症"，具体还可分为恐怖性神经症、焦虑性神经症、强迫性神经症、抑郁性神经症、癔症、疑病性神经症、神经衰弱、其他神经症等类型。这类疾病常诉浑身不适，且有具体症状，如饮食、睡眠不佳等，但做检查却都是正常的，查不出病因。临床上多解释为心理因素所致，因而治疗方向除了对症治疗之外，必须配合心理疗法。为什么要在这讲这种疾病呢，因为这类疾病的发病年龄有逐渐年轻化的趋势，而临床研究多认为与儿童、青少年的心理压力没有得到及时释放有关，因此这需要家长们多加关注。

在青春期的调理中，中药是很好的调理手段，但最重要的还是从饮食入手。在饮食上，最重要的一个原则便是均衡饮食，谷薯类、蔬菜水果类、禽畜肉蛋奶等动物性食物、大豆及坚果类、油、糖等纯能量食物等五大类食物均衡摄取。其中，优质蛋白质的摄入十分重要，如蛋、瘦肉、牛奶、鱼等，这是构成身体酶类的主要成分，而酶类参与全身各处的生理活动，确保人体各项功能的正常运作，也参与修补肌肉、血液、骨骼及身体组织等基本物质，所以不可忽视。其次是钙质的摄取，如牛奶、小鱼干、豆类及其制品，钙是骨骼、牙齿的构成成分，也是形成抗体、增强身体抵抗力所需。最后就是铁质，女孩月经来潮致使血液散失，必须要补充铁，故应多食动物肝脏、蛋、肉类、深色蔬菜等食物。除了营养之外，还要注意合理运动，充足睡眠及心态平和，多方面配合，再以中药调理，则可达到理想的青春期调理目的。

1. 男孩青春期调理膏方
——男孩的青春期调理

《黄帝内经》中讲道："丈夫……二八，肾气盛，天癸至，精气溢泻，阴阳和，故能有子……八八……，则齿发去。肾者主水，受五脏六腑之精而藏之，故五脏盛乃能泻。今五脏皆衰，筋骨解堕，天癸尽矣，故发鬓白，身体重，行步不正，而无子耳。"

所谓阴生而阳长，阴平阳秘，阴阳消长平衡当是五脏六腑气血和合的根本。男孩经由青春期转而成为成人，当能量在不断积累后必须得到及时地释放，即"精盈自溢"。故而此时肾气实盛，却也易于外泄，泄多而未加以收涩，则可致阴精匮乏于内，阳气虚亢于外，容易出现疾病困扰，轻者如遗精、梦遗、青春痘、痤疮，重者则上述症状迁延难愈，影响孩子的生活质量以及心理健康。

【青春期调理膏方 - 男孩版】

杜仲、当归、枸杞、牛膝、黄芪、熟地、山药、泽泻、茯苓各3份，山茱肉、丹皮、地骨皮、益智仁、胡桃仁、炸桃仁、龟甲胶、鹿角胶各2份，菊花1份，淡竹叶、黄连各0.5份，共熬成膏。

＜膏方故事＞•••••••••••••••••••••••••••••••••••

　　我曾诊治过一个16岁的男孩，刚上高一时，看着班级里个个男孩子都已经变声、长喉结，身材也逐渐壮实，唯独他自己还没有发育的征兆，还被同学们嘲笑是个"娘娘腔"，孩子的母亲说孩子经常躲在被窝里哭泣，说着说着自己也跟着落了泪。好在这男孩的功课很不错，没有因此落下课业。

　　我在看过孩子的整体情况后发现，其实孩子的精神头还是很足的，就是真的还没到发育期罢了，我也跟家长沟通了，并不是孩子之前的治疗和调理都没有起作用，这些都是在为孩子的发育做铺垫工作。

　　我发现孩子的胡子有开始生长之势，但总体情况是偏于先天肾虚，便给他开了膏方，让他服用3个月，每月换方制膏，皆以上述此方打底，用药加减，正好赶上春夏季吸收效果佳，也有助于身高的发育。

2. 女孩青春期调理膏方
——女孩的青春期调理

　　《黄帝内经》中讲道："女子二七，天癸至，任脉通，太冲脉盛，

月事以时下，故有子……七七，任脉虚，太冲脉衰少，天癸竭，地道
不通，故形坏而无子也。"

　　进入青春期的女生最典型的表现就是月经初潮，这个时候女生发
育进程缓慢了下来，除了有先天遗传因素的影响之外，主要的原因常
常是由于营养的偏废或不足、气血不顺所致。家长们应在孩子将要进
入青春期前就通过活血驱寒、健脾和胃的药膳，以及理气养血的汤药
来给孩子调理身体。

　　青春期女生与男生的不同在于，成长阶段的一开始就会面临经期
来潮的问题。所以，对青春期女生促生长发育的调理方向，除了帮助
壮骨增高之外，还需调经活血、养血益气，来帮助女孩们改善月经来
潮后出现的经期不适等问题。

　　青春期女生调理膏方的使用时机，大约是在初经来潮前一年以及
来潮后的两年半内。就中医学理论来说，女子葵水的出现是身体是否
开始发育的征兆。初经来潮后，第二性征也会慢慢成熟，而身高增长
最快速的阶段也在这个时候，要想在青春期长得更高，除了通过补气
活血、补肾养肝的药膳、膏方之外，还需要添加适量的体育锻炼来激
发生长的潜能。

【青春期调理膏方 - 女孩版】

　　生地、当归、赤芍、白芍、川芎、杜仲、黄精、茯苓各3份，
柴胡、菟丝子、覆盆子、女贞子、墨旱莲、黑枣、阿胶、鹿角胶
各2份，黑芝麻、胡桃仁、玫瑰花、洋甘菊各1份，黄芩0.5份，

共熬成膏。须发早白者，加山萸肉、丹皮；宫寒怕凉者，加乌附片、干姜。

＜膏方故事＞···

我曾在前几年参加过一个学术会议，主要是以青少年健康为主题的膳食调理学术年会，年会上我就男孩女孩青春期调理的方向性问题提出了自己的养生建议。

男女之不同，多在于阴阳的偏颇，就像我曾经看过的一个患者，14岁的一名初二女学生，是我一位好朋友的女儿，一直没有来月经的征兆，身高也是全班甚至全年级倒数的一二名，看着别人都在发育，父母就担心孩子是不是得了什么病才会导致发育迟缓。现代人由于饮食等各方面的原因，多可见到青春期提前的现象，青春期发育延后者确实少见，也难怪我朋友一家都在为孩子担心。

于是我便提出膏方调理的办法，以促进孩子的发育，但在膏方的配伍中，我更看重的是孩子的身高问题。虽然大家都说25岁之前（俗话说23岁蹿一蹿）身高都还有增长的空间，可一旦发育期开始，身高增长就会慢下来。

三四个月之后，到了当年的暑假，孩子再次来找我复诊时，我一点也没认出就是当时的小同学。她父母说膏方调理加上孩子的运动锻炼促进了孩子的身体发育，后来再加上饮食的调理，减轻孩子的学习压力，孩子不仅明显长高、身体壮实了，月经也来潮了，而且孩子明显比原来更加开朗。

3. 青春期战痘美颜膏方
——战胜青春痘

青春痘，顾名思义多发生在青春期，当然，也可能发生在青春期过后的任何时候。战"痘"工作是许多青春期男生、女生的烦恼，要想脸蛋干净、皮肤嫩滑，我们需要做的便是保养！

青春痘学名痤疮，又叫"面疱""粉刺""酒刺""暗疮"等，是由于皮脂腺管与毛孔堵塞，皮脂外流不畅所致。自青春发育期开始，几乎每个人都会在脸上或其他皮肤处长青春痘，只是有些人痘痘的数量少，恢复快，有些人则反复不愈，久了以后损伤皮肤黏膜，表现为丘疹、黑头、脓疱、脓肿、结节、囊肿，甚至形成瘢痕，坑坑洼洼的皮肤状况无法修复。

青春痘一般在25岁以后自然趋向痊愈，与身高的成长时间差不多，青春痘的发生与内分泌系统紊乱与否有关。青春期时内分泌系统容易紊乱，需要尽快恢复到正常水平，故而尽快恢复体内内分泌平衡，便是青春期调理的根本。

说到青春痘，虽有碍美观，但切不可在治疗上操之过急，胡乱求医或自己乱治，以致病情恶化，产生更多的瘢痕，遗恨终生。其中饮食也是非常重要的一环。

在饮食上应多选用具有清热利湿、生津润燥作用的食物，如鸭肉、木耳、蘑菇、芹菜、莴笋、丝瓜、苦瓜、西红柿、莲藕、绿豆、梨、山楂、苹果等。

宜吃粗纤维食物，可促进肠胃蠕动，加快代谢。

宜吃富含维生素 A 的食物，如胡萝卜、荠菜、菠菜、动物肝脏等，有益于上皮细胞的增生，能防止毛囊角化，消除青春痘，调节皮肤汗腺功能，减少酸性代谢产物对表皮的侵蚀。

宜吃富含维生素 B_2 的食物，如瘦肉、乳类、蛋类、绿叶蔬菜等，以促进细胞内的生物氧化过程，参与糖、蛋白质和脂肪的代谢。

同时，需忌食肥甘厚味之食物，如肥肉、油煎炸的食物、芝麻、花生及各种含糖高的糕点。

还需忌食辛辣食物以防刺激机体而导致青春痘复发，如酒、浓茶、咖啡、大蒜、辣椒等。此外，热性食材如狗肉、羊肉、桂圆等也应少吃。

【青春期战痘美颜膏方】

生薏米、赤小豆、土茯苓、白鲜皮、地肤子、丹参、丹皮各3份，蝉蜕、白芷、合欢皮、瓜蒌、赤芍各2份，败酱草、紫草、蒲公英、金银花、金盏菊各1份，黄芩、黄连、黄柏、绿豆衣各0.5份，熬成清膏。

< 膏方故事 > ••

如果在儿童期有湿疹、荨麻疹的困扰，到了青春期就很容易有青春痘的烦恼，皮肤问题总是困扰着皮肤敏感之人，每每到了天气温暖之时就会开始新一轮的痘痘大战。

每年一月份到四五月份，陆陆续续就有中学生来我这看痘疮问题。说到为何来找我们消化科医师呢，这是因为皮肤问题与胃肠道健康关系太大了，只要食物的营养吸收得好，代谢废物排出得快，身体当中没有太多的毒素累积，自然不会往皮肤上冒痘痘。

有许多人会误解膏方只是冬令进补的良药，却不知中药缓调的剂型中，"丸、散、膏、丹"不是以季节来区分适应证的，而是根据患者疾病需求来开具，故而"膏方"并非只适合在冬季服用，只要对证，四季皆可。

每年一到痘疮疯长的春夏季，我便会给冒痘的中学生们开上一帖"战痘美颜膏"，清洗下胃肠道，还皮肤一个干净。

4. 青春期温阳助长膏方
——青春期长高调理

"孩子都 14 岁了，怎么还长不高，急死家里人了！""大夫我家孩子可不能跟我这般矮个子啊，您想办法调理调理，必须再长 10 公分（厘米）。"这些担忧想必各位都听到过，孩子个子长不高确实也是常见的一个难题。

男生的青春期一般从 12~14 岁开始，女生的青春期则从 10~12 岁开始。这个青春期最短持续 5~7 年，整个青春期内女生会长高 20 厘米左右，男生会长高 20~25 厘米。男生在青春期内开始生长的时间点比女生会晚一些，正常情况下并不会影响孩子的身体发育。

在长高的问题上，膳食均衡与充足营养是保证身高增长的基础，需多补充富含钙质、微量元素、矿物质元素的食物，比如牛奶、坚果、骨头汤、鱼类、牛肉等，为青春期的成长提供足够的营养。而且青春期时饭量增大是没有问题的，长身体就应该多吃点！

但有许多孩子偏偏为了追求形体美，采用不健康的减肥方法，比如抽脂术、药物减肥、大运动量减肥或过度节食减肥，这样会严重阻碍身体的发育，导致第二性征、身高等发育不良。

电子产品在年轻人的世界里变得不可或缺，很多青少年会花大量的时间在网络学习或上网娱乐上，往往会占用宝贵的睡眠时间。充足的睡眠是身体正常发育的重要保证，因此家长应适当控制孩子的作息，让他们养成良好的作息习惯，长高会在睡梦中悄悄进行。

除了以上因素是我们可以做到并促进的部分以外，还有其他很多不可控因素，比如遗传因素。身为父母切勿拔苗助长，自然界有自然界的生长规律，切勿为了一味地追求长高走一些偏门邪道。青春期是孩子的成长期，我们应该顺应自然的生长规律，给青春期的他们一个健康乐观的生长环境。

【青春期温阳助长膏方】

生麦芽、生谷芽、生山楂、怀牛膝、桂枝、煅龙骨、煅牡蛎、续断各3份，桑寄生、胡桃仁、丹皮、荷叶、怀山药、山萸肉、泽泻、楮实子、龟甲胶、鹿角胶各2份，炒神曲、黑枣、肉桂各1份，黄连0.5份，共熬成膏。

＜膏方故事＞ ••••••••••••••••••••••••••••••••••••••

帮助孩子们长个的膏方也是我每年必开的膏滋药之一，甚至有连续服用几个春夏的孩子，目的就是通过青春期的调理让孩子们在成年以前拥有一副健康的身体。

有一年寒假，我接诊了一对12岁的龙凤双胞胎，家长主要是想给孩子调理一下脾胃。女孩是姐姐，长得很瘦，食欲很小，精神欠佳，容易在课堂上打瞌睡；男孩是弟弟，又胖又矮，食欲很好，不喜欢运动，精神头倒是很足，活泼又调皮。

我先根据他们俩的四诊合参结果，分别给他们开了四周的汤药予以调理。服药后姐姐的食欲日渐增加，弟弟虽然体型没有太大变化，但在睡眠和大便方面改善不少。汤药喝完后，我给他们使用了上述温阳助长膏方，根据两个孩子的体质特点酌情加减，希望他们俩除了体质有所改善，还能有助于青春期发育。

待到第二年暑期，再见到这两个孩子时他们的模样变化很大，男孩长得又高又壮，女孩也壮实了许多，而且家长说这俩孩子精神头都不错，学习成绩也有进步，没想到脾胃调好了对孩子的生长发育有这么大的帮助。

5. 青春期天癸调经膏方
——青春期月经调理

似乎每个女生到了年纪稍微大一些的时候，出现月经不调引起的相关疾病时，才会找到医生积极调理，其实有些相关疾病是因为青春期月经来潮时没有调理得当。

月经不调是女性青春期常见的生理问题，但因为多数女孩子对初潮后月经周期不规律的现象认识不足，于是就会有一些不必要的烦恼。由于青春期卵巢功能还没完全发育成熟，所以初潮后月经会有一段时间不规律，半年至一年后才会逐渐形成有规律的行经。

月经紊乱除了因孩子发育不完善外，还可能与一些功能性的疾病有关，家长们应充分重视，以防错过治疗时机。月经失调的女孩，要么过于瘦弱，要么就是肥胖。

一些少女追求纤瘦，在青春期使用不适当的减肥方法便是一大忌。一些研究指出，少女的脂肪至少占体重的17%方可发生月经初潮，体内脂肪至少达到体重的22%才能维持正常的月经周期。欧美的相关研究都指出，女性初潮年龄在提前，肥胖是一个可能的诱因。过于肥胖也容易造成多囊卵巢综合征等内分泌疾病，而发病年龄也在呈现逐渐年轻化趋势。除此之外，不注意卫生、妇科炎症、饮食不当、情绪不舒，或体质上出现脾胃不和、肝气郁结、肾气亏损等都会引起月经不调。

青春期月经不调的女孩往往还伴有下腹部疼痛，这时不要过度紧张，应该平静心情，加强营养，注意保暖和经期卫生，切不要心理负担过重，"心病"只会加重月经不调带来的身心不适。

【青春期天癸调经膏方】

太子参、生黄芪、当归尾、麦冬、白芍、女贞子、旱莲草、仙鹤草、怀牛膝、川续断、桑寄生、覆盆子、茯苓、阿胶各4份，生地、南北沙参、丹皮、山药、山萸肉、枸杞子、泽泻各3份，炙甘草、川楝子、陈皮、木香、炒麦芽、五味子、鹿角胶各2份，龙眼肉、莲子（带心）、黄连、炒栀子、胡桃仁各1份，共熬成膏。

＜膏方故事＞••••••••••••••••••••••••••••••••

我曾诊治过一个女孩子因月经不调发展成心病的病例，经调理之后，月经调畅了，同时也打开了这孩子多年的心结。那一年，刚上高一的玲华（化名）每个月经期都不能准时到来，这便成了她的"心病"。她刚到一个新学校，与同学们还不熟，就被同学开玩笑地说"你是不是怀孕了，现在孩子流产了，所以就来月经了"，弄得玲华尴尬至极。其实，像她这样月经不调的女孩有很多，有些女孩子很在意，也没有受过正确的性教育，便总担心是否以后会影响生育，这种担心不仅会影响到孩子的学习和生活，还给孩子的心理上带来极大的压力。

后来，我先请家长带着玲华去妇科做了相应的检查，确诊没有疾病隐伏后，便先后用汤药、膏方、针灸（针刺取穴只扎了两次，前面取阴经任脉、脾、肾经为主；背部取阳经督脉、胆经、胃经为主）等为其调治。大约过了一年，孩子来复诊时说已有3个月月经准时而至，色量正常，无痛经等不适，调理达到了较好的效果。

儿童养护膏方

几乎每个大城市都设有儿童医院，每一家综合性医院都开设儿科门诊和病房。我们将儿童群体单独划出，更有针对性地给予治疗，更有利于孩子们身体的康复，以及对儿童疾病的有效预防。

儿童时期最常见的是呼吸道、消化道和皮肤性疾病。中医学中有两句经典理论是"肺与大肠相表里"和"肺主皮毛"，无论是从经典理论指导临床实践，还是根据实践出真知反过来看古代中医学留下的理论依据，都能得出一个结果，那就是无论疾病发生在呼吸道、消化道还是皮肤，都有一个治疗的基础，那就是"调肺"。

为了保护孩子的身心健康，我们需要提出一个养生观，那就是"养生需从小做起，从调理肺脾开始"。上面已经提到了"调肺"，而为何还需要"调脾"，或者说"肺脾双调"呢？

这就要说到儿童的生理特点了，其中最主要的虚损特点便是肺、脾常有"不足"。孩子们身上最常出现的一类有遗传因素的疾病——"过敏"，多发生于呼吸道、消化道和皮肤，与肺和脾密切相关。发生在呼吸道，多为过敏性鼻炎、过敏性咳嗽（即咳嗽变异性哮喘）和支气管哮喘；发生在消化道，多为便秘、肠易激综合征；而发生在皮肤，则多为湿疹、荨麻疹和异位性皮肤炎。

在调理并增进儿童体质（不只是过敏体质）时，最常使用的方法是调理肺脾双脏，以减轻和预防儿童最常见的呼吸道疾病、消化道疾病和皮肤相关性疾病。具体的调理方法将会体现在以下内容之中。

需要注意的是，本书所列举的儿童膏方均为蜜膏，即未使用动物胶类药熬制的膏方，其制作方法是将药方配齐后熬成清膏，添加蜂蜜适量以收膏，早晚饭后各服用 5~10 克，连续服用一个月，可收良效，亦可经常服用，期间若有急性起病当须暂停。

1. 儿童清调防火膏方
——调理两有余、三不足

现代临床上有这么一句话叫作："不要让你的孩子白生一场病！"意思就是，我们在药物购买如此便捷的今天，对于药品的使用不仅有浪费资源的嫌疑，而且更重要的是给孩子确实用药过多了。原本当孩子生病的时候，机体会产生相应抗体，以抵御下一次同一病邪的再次侵袭，由此一点一点地完善自身的免疫系统功能。但由于平时用药过多，却导致自身的免疫系统功能异常。所以在发达国家的医疗上，一直在提倡"能吃药不打针，能打针不输液"的诊病用药观念。现在有很多国外及港澳台的医疗团队和理念进入我国各个地区，就连习总书记都说到我们每个中国人都在逐渐有自己的"家庭医师"，相信在更加信任医疗的情况下，我们确实能够让孩子尽量不生病、少生病，而非浪费每一次生病的机会。

明代儿科大家万全在幼科之鼻祖——钱乙"脏腑虚实辨证"的基础上，提出小儿的生理病理特点，归纳为"两有余、三不足"，即"肝常有余，脾常不足""心常有余，肺常不足""肾常虚"的观点。万全在《万氏家藏育婴秘诀·五脏证治总论》中谈到，"有余为实，不足为虚"。而我们在现代临床上，多能发现孩子容易生病的一个特点便是"内火"较重，这便可以脏腑虚实偏盛来进行分析。

肺、脾常虚，故儿童多患呼吸道和消化道疾病，先天不足者，便会有肾气不足之虚象，随着小儿年龄的不断增长，至女子"二七"左右、男子"二八"左右脏腑功能才能逐渐成熟完善起来。

但由于心、肝常有余，我们发现孩子经常容易脾气急躁、易怒、不受管教。不过我认为，孩子都是好孩子，有的属于火气偏旺，总要有发泄的出口，比如发脾气、大便秘结、小便黄赤、自汗盗汗、手足心热等，一旦通过调理，令小儿内热不偏胜，便能够发现上述这些"火气大"的表现会逐渐消失。所以我们应该关注调理宝贝们的火气，不上火的宝贝少生病。

【儿童清调防火膏方】

山楂、绿豆、茯苓、太子参各3份，甘草、白芍、苍术、莲子各2份，金银花、菊花、淡竹叶、陈皮各1份，蜂蜜适量，熬成蜜膏。

＜膏方故事＞ ••

真正让孩子体质好、不生病、少生病的关键，是把握好两有余和三不足之间的联系，很多小朋友生病都与之密切相关。比如不久前，我刚看过一位小患者，是一位小学4年级的女生，给人的第一印象就是体重超标，我这心里想的可不是家长给她提供的营养太好了，而是"怎么能让孩子体重如此不受控制"。

后来家长说明了来就诊的原因，就是想要从调理脾胃入手，让孩子老爱生病这个麻烦事能够有所改善。家长说："我们家女宝，从上幼儿园开始，其他孩子没生病的时候她就开始打喷嚏、流鼻涕或者咳嗽。如果别人家孩子生病了，我们家的也会跟着病，别人家孩子病都好了，结果我们家的还没好，就这样反反复复。后来有一次犯了哮喘，开始用激素药，结果食欲一下上来后体重就控制不住了。"家长说着说着就要掉泪，觉得委屈了孩子，想方设法地四处求医，就希望孩子的体质能强一些，少生病。

我后来一了解病史，发现孩子陆陆续续用的西药实在太多，睡眠也不安稳，还便秘，上课的时候总打瞌睡，这真是伤了脾阳，害的胃阴也亏虚了呀。还有一点值得注意的就是，孩子好像不喜欢与同龄孩子玩，有轻微孤僻现象，这对孩子的身心健康也不是好事情。

在用中药调理了 2 周以后，孩子情况稳定了一些，没有生过一次病，睡眠和大便情况良好。于是我便开了以上膏方，清解内热养胃阴，疏肝理气健运脾，就用这么一料药慢慢调理。家长有一次微信回复我说："孩子最近渐渐变得壮实了，也爱笑爱说话了。不生病不说，而且体重还逐渐往下减，难道是开减肥药了？"我笑了笑，然后回复："一个人只要健康，自然不会胖的！这才是真正的健康瘦！"

2. 儿童助长膏方
——没有长不高的孩子

身高的发育在幼儿至青少年时期最甚，最明显的是两大时期：一是从出生到 3 岁之间最为迅速，二是在青春期发育时长高最多。很多家长会将孩子的身高长得慢归结为"还没到时候"，却往往忽略了一个"本质性"的问题，那就是有没有在孩子发育的高峰时期给予适当的"促进"，有没有让孩子错过了"长个"的最佳机会？

所谓"没有长不高的孩子"，指的是没有因先天发育不良，或后天因疾病或外力引起的"长不高"，故而我们来探讨一下孩子长高的问题，主要有三大方向，分别是饮食、运动和体质调理。

（1）饮食营养。这个原则老生常谈了，主要总结如下。

膳食均衡，只要不过敏，什么食材都要吃。饮食不可偏废，家长们不应在孩子面前对食物做负面评价。例如："苦瓜那么苦，你也敢吃？"随口一句话，会让孩子对特定食物建立特定印象，以后成为孩子拒吃的借口。当然，更不要拿食物当作奖励或处罚孩子的工具。

每日充足饮水，每人每日饮水量计算公式可参照每千克体重40~60毫升。考虑到婴儿的饮食结构，故婴儿的饮水量可单计。

零食可以选择，最佳零食有三种：水果、酸奶和坚果。

饮食的烹调方法以蒸、炖、煮为主，尽量避免油炸、厚腻、辛辣刺激等。

（2）体育锻炼。这依然是"不灭定律"。主要是通过对足底穴位的刺激，以及全身的气血整合来促进身体的生长，故而最能帮助长高的体育活动有摸高、跳高、跳远、跳绳和游泳。既能帮助丰满肌肉，也能强壮骨骼。

（3）体质调理。这主要是依靠中医的办法。尽管有不相信中医药疗法之人，但不可否认的是，一年四季有24个节气，人应天气而生，顺地气而长，而有生长壮老已之规律，故我们能采天地之精华来促进生长发育之势。以中药的药效来整合儿童青少年的气血阴阳是最快速的方式，而除汤药之外，"丸、散、膏、丹"也是极佳的缓调选择。下面我便举一个促进孩子生长发育的膏滋处方，以健运脾胃为主，调和脏腑寒热阴阳，非常适于儿童使用。

【儿童助长膏方】

生麦芽、生谷芽、生稻芽、生山楂、焦六神曲各3份，生黄芪、太子参、生山药、生白术各2份，防风、砂仁、连翘各1份，蜂蜜适量，熬成蜜膏。

＜膏方故事＞ ••••••••••••••••••••••••••••••••••••

　　说说最近的一个典型案例吧。2016年将至立冬之时，有个老朋友的小孙子被他妈妈带来找我诊病。孩子的妈妈告诉我："唐伯伯，我儿子刚满2岁，可这一年除了反复生病之外，身高基本没有长，怎么办啊？我们夫妻俩本来就不高，可不想错过孩子发育的黄金期啊！"我一看这对年轻夫妻，确实身高不是太理想，丈夫一米七，妻子一米五八，若要让孩子长到一米八，除非隔代遗传，但恰好我这老朋友身高也就一米七多点，孩子要想长高个确实有些困难！

　　听家长说孩子总生病，而且不是感冒就是大便干稀不调，刚开始吃以前没吃过的食物时肯定胃肠道反应很大。如此，我便知道孩子不长个的原因了，大部分是因为孩子病后没有好好调理，致使反复生病需要用药不说，还耽误了长个这头等大事。给孩子四诊合参后，我发现除了肺脾之气有虚损之外，食积问题导致的内火也很明显。于是，我仍然先予以汤药调理内火偏旺的证候，进而转膏方调理肺脾。可别看我这膏方处方小，没有过分通便之品，在孩子肯配合吃膏的情况下，孩子的大便情况改善了很多，食欲也逐渐增加，重点是摄入没吃过的食物时也不会出现胃肠不适了，家长甚是满意，但仍不解，这样好转的现象真的就能促进宝贝长个吗？

让我来解释一下，保证孩子基本上不生病，其实就是促进生长发育的第一步，要知道孩子每次的生病甚至用药，都可能暂停生长发育3~7天的进程。再就是调理脾胃，令脾强胃壮了，对饮食的营养吸收自然就升了好几个等级，脏腑、肌肉、筋膜、骨骼无一不被滋养，自然有助于促进孩子的生长发育。

3. 儿童消积健脾膏方
——有的是积食的隐患

丝毫不用怀疑的一个常见现象，就是现代孩子容易患病的根源在于"积食"！

何为"积食"？

首先我们先了解和回想一下孩子是否有如下症状表现。

- 晨起口臭
- 容易腹胀
- 大便不规律或便秘，或吃什么拉什么
- 夜寐翻来覆去，或趴着睡，甚至磨牙
- 脾气急躁
- 手足心热
- 舌苔厚腻

• 放屁十分臭甚至酸臭

中医学认为："肺与大肠相表里"。因此我们不难理解，孩子有上述诸多症状，哪怕只有其中一项，也可有"积食"之患。可以将其简单理解为饮食经代谢后有剩余，或者有代谢废物没有完全排出肠道，从而造成"宿便"迹象，即形成了"积食"。

往往有积食的小儿，其内热体质明显，而当有外感来袭，引动内热，便能引发疾病发生、发展，也能提示预后，内热减轻得越快，其病愈速度越快。常言道"若要小儿安，常带三分饥与寒"，这就是防积食、防外感的通俗精辟总结！

所以，您可以回到家观察一下孩子是否有积食的表现，想方设法让孩子不积食，便是让孩子少生病、不生病的密钥。也可以说，经常容易因过敏体质而出现呼吸道、消化道或皮肤过敏性疾患的孩子们，若能通过防治积食内热来提高自身抗病能力，自然也能减少过敏的发生与发展！下面我就给大家分享两个膏方，有助于消积，提升消化道与皮肤健康。

【儿童消积健脾膏方】

焦三仙、鸡内金、芦根、茯苓各3份，藿香、连翘、太子参、黄芪各2份，白术、防风、苏子、莱菔子各1份，蜂蜜适量，熬成蜜膏。

【儿童皮肤抗敏膏方】

茯苓、生薏仁、白鲜皮、地肤子各3份，赤小豆、银柴胡、白术、芦根各2份，蝉蜕、砂仁、白豆蔻、白茅根各1份，蜂蜜适量，熬成蜜膏。

< 膏方故事 > ....

我邻居家有个小男孩，从小皮肤特别容易过敏，不是得湿疹，就是患荨麻疹，所以在饮食上十分小心，到现在都上小学1年级了，也未见有明显好转。听闻我是中医大夫，他父母便带他来让我瞧瞧。

大家都知道看中医首先需要详细问诊，症状出现时间及时长、体温及自我温度感觉、大小便、头面四肢躯干是否有不适感、出汗情况、睡眠质量、饮食情况、饮水情况、精神状态、是否有遗传倾向等，了解得越详细，便越有利于医者对于疾病的诊断、证候的判别、处方用药、针灸施治，以及预后。

问了一圈孩子的具体情况后，我发现孩子有个严重的症状，直接影响湿疹、荨麻疹反复迁延不愈，那就是大便极其不规律。有时吃多了立刻要跑厕所，有时又几天都不大便，而家长更多地关注孩子皮肤的情况，却忽略了消化道症状。

我为这位小患者开了汤药方，以缓解皮肤出疹及瘙痒症状，随后加上健脾化湿、消疹抗过敏的膏方，将上述两个膏方合并，再加上火麻仁、郁李仁、杏仁、桃仁等润肠通便。这一料膏方服下，一个半月后，小男孩再到我这来看诊的时候，皮肤好多了，虽说还有以前因瘙痒时过分抓挠的少许痕迹，但基本没有再出过疹子了，而且大便也恢复正常了。

4. 儿童健脑益智膏方
——智力发育刻不容缓

人之禀赋随父母之精相结合时的天时、地利与人和而定下雏形，再以后天环境的培育和感化而定形，我们既要提倡怀孕前夫妻双方共同调理，使身体素质达到最佳状态，有助于怀上健康又聪慧的宝宝，同时，也要提醒各位家长，后天的培养亦是不可忽视。

有这样一种检测方式，取人体口腔黏膜的极小部分，便能测定与天赋有关的 DNA 组成，以此了解该人的天赋取向。科技如此发达，但就算能够精确到了解孩子的天赋取向，定向培养，却仍然没有这样准确的机制或技术，能够令每个孩子都成为"天才"。

在促进儿童智力发育这件事上，历代都有中医学家在临床上提出不同见解。而相关的中药处方，除了中药材本身有健脑开窍功效之外，亦可通过补肾培元、清肝益智、宁神壮胆等法来指导用药开方。

【儿童健脑益智膏方】

生地、茯苓、益智仁、蔓荆子各3份，山药、泽泻、核桃仁、焦六神曲各2份，丹皮、淡竹叶、山萸肉、怀牛膝各1份，蜂蜜适量，熬成蜜膏。

< 膏方故事 > ·······································

我有个学生也是中医大夫，现在就职于某中医院。有一次到我们医院来进修，刚好跟着我一起出门诊。休息时间我们探讨了一些患者的病症诊治问题，便谈到了如何让人变得聪明的中医方法。

这是一个有趣的话题，首先，我问这位学生："究竟怎么样才能算得上聪明呢？"从常识的角度来看，"天才"是先天基因决定的，后天的启发虽然重要，但很难通过中医的"治疗"而变成天才！那么，反过来探讨，中医能够做什么？在儿童生长发育的过程中，中医中药以及所有的治疗方法，能够令儿童的智力发育达到一个什么样的效果呢？

比如我诊治过一位小朋友，名叫丹丹，孩子在幼儿园特别活泼好动，家长就很担心她会不会有多动症的倾向，于是带来让我看看并且进行身体调理。我在四诊合参的过程中，发现孩子是能够认真坐下来和我聊天的，这就提示我们，孩子绝对不会是多动症，因为她的注意力可以集中，只不过较为活泼好动罢了。

后来我就开了个膏方，给丹丹健脑益智，方子其实就是六味地黄丸打底的处方。六味地黄丸的处方出自于儿科医家钱乙之手，平补平泻、滋阴养阳，可适用于儿童，而并非是专为补肾滋阴壮阳所立，再加些醒脑开窍、健运脾胃的药物，孩子不仅爱吃，而且确能收获良效。

丹丹在吃完了一料药后，家长觉得她没有什么明显的变化，只不过睡眠更安稳些、食欲更好些，可以说是吃得好、睡得好、排便好的"三好"健康状态，于是继续配膏方调理。不过，半年多之后，丹丹上小学 1 年级，家长发现，孩子不仅能够认真听讲，而且学习能力很强，老师教的都能举一反三，这才真正表现出当时中药膏方调理的效果。

不过我们确实没有什么聪明药，相信从这个病例来看，大家都能知道，所谓变得聪明些，无非就是令身体健壮、思维敏捷，而这就是补益肾气起到的健脑益智之效！

5. 儿童舒情安神膏方
——情商管理不可懈怠

情商与智商同等重要，聪明的标准应是身心健全、灵活机智，且待人接物得体合宜。对于情商的定义，主要是指人在情绪、情感、意志、耐受挫折等方面的自我管理品质。善于控制情绪，可以帮助提高机体免疫细胞被激活。经常会看到有些孩子会冲着自家家长、老人发火，甚至还会将脾气出在外人身上，从家庭教育管理的角度来看，确实堪忧。但同时我们必须意识到一个问题：孩子的火气那么大，从哪里来的呢？

我们都知道每一次发脾气都会消耗身体中大量能量，随之而来的是感到疲倦乏力、脑子放空，更有甚者，即使气消了脑子里也在反复想起事情的前因后果，致使头脑不能休息，反而更加杂乱。日子久了很容易形成情绪障碍、神经衰弱等现象，还会危害大脑的健康。

为了避免我们的孩子可能发展为情商低下者，甚至出现脑神经衰弱的征兆，我们需要在照顾孩子身体健康的同时，积极调整孩子的情商，张弛有度，不可偏废。当孩子确有容易情绪失控的情况出现时，可以寻求中医中药调理的帮助，下面我与各位分享一个经验膏方。

【儿童舒情安神膏方】

茯神、远志、菊花、炒麦芽各3份，月季花、合欢花、代代花、白梅花各2份，山楂、焦神曲、姜半夏、陈皮各1份，蜂蜜适量，熬成蜜膏。

<膏方故事>

没有一个家庭愿意看到家里的孩子出现自闭症的表现，一旦我们周围有这样的孩子，只要我们与之耐心沟通，让其感觉到家人、好友的关爱，便能慢慢让孩子敞开心怀。

有一次我在外地讲课，刚好是成年人抑郁症的主题，课后有许多人上前咨询，多是咨询自己以及朋友的一些情况会不会发展为抑郁症或焦虑症。其中有一位家长，说是想问问关于孩子的情志问题如何通过中医调理，问得非常详细，像是专程来问诊的感觉。课下散场之时，我看见那位家长竟是带着孩子一起来听我讲座的，便过去想进一步了解一下孩子的情况。

一聊才知道，孩子6岁了，但在幼儿园中总是将自己孤立起来，很少与老师或其他小朋友沟通，最喜欢自己一个人默默地画画，由于孩子一直很乖，从来不打闹惹事，所以老师也没太在意。直到有一次一位小朋友家长的提醒，这位家长才带着孩子去做了相关心理咨询与检查，确诊孩子有轻度自闭倾向。

因为希望孩子能够走出自闭空间，所以这位妈妈尽可能将孩子带在身边，接触更多样的环境，想借此缓解孩子的病情。那次刚好遇上了我，家长想试试中医的办法，我便仔细地进行了问诊，给孩子开了上述膏方，用以疏理肝气、舒畅情志、养心安神。

孩子断断续续地服用了半年，只要没有膏方了家长就来门诊请我再配，期间也不是次次都能看到这孩子，只听家长说孩子吃了膏方有所好转。后来有一天，我一到门诊刚坐下，椅子还没坐热呢，就听到一个稚嫩的声音喊了一声"唐爷爷"，我缓了几秒钟，看到了那位家长，这才认出这个曾经被诊断为"轻度自闭倾向"的孩子，变化还真是挺大的，半年多前那场讲座我看到这孩子时，他可是一句话都没敢跟我说。

外用膏方

1. 膏方的外治运用
——膏药

膏药，是中药五大剂型——丸、散、膏、丹、汤之一。在战国秦汉时期出现的医学文献《黄帝内经》《神农本草经》《难经》等著作中都有关于膏药的记载。当时的膏药是指猪脂膏之类的软膏。《内经》中记载了一种猪脂膏之类的软膏，称之为"豕膏"，用于涂治腋部小溃疡。

魏晋时期炼丹术盛行，黑膏药出现。唐宋时黑膏药的制备逐渐完善，医药大为兴盛，膏药的种类也越来越多，治疗的范围越来越广，有的用于跌打损伤的止痛散瘀，有的用于脓肿疖子的抽脓拔毒。明清时膏药已经成为普遍的用药之一。到清代，膏药已经发展成为普遍的民间医药，是常用的外治措施之一。到了近代，由于汤药的发展，黑膏药的使用大大减少。现代工艺的橡胶膏出现后，黑膏药已几乎从医院中绝迹，只流传在民间。

外用膏方，古称薄贴，徐灵胎说："今所用之膏药，古人谓之薄贴，其用大端有二：一以治表，一以治里。治表者，如呼脓祛腐，止痛生肌并遮风护肉之类，其膏宜轻薄日换。治里者，或驱风寒，或和气血，或消痰痞，或壮筋骨，其方甚多，药亦随病加减，其膏宜重浓而久贴。"

外用膏方是指用植物油或动物油加药熬成胶状物质，涂在布、纸或皮的一面，可以较长时间地贴在患处，主要用来治疗疮疖、消除肿痛等。中医外科膏药是以中药归经原则，运用药物互相协调为用的效能，组成多味药物的大复方以更好地发挥药物的效果。古人早有所云："膏药能治病，无殊汤药，用之得法，其响立应。"

由于膏药用于肌表薄贴，所以膏药中取气味俱厚的药物，并加以引药率领群药，开结行滞直达病所。因此可透入皮肤产生消炎、止痛、活血化瘀、通经走络、开窍透骨、祛风散寒等功效。贴于体表的膏药刺激神经末梢，通过反射，扩张血管，促进局部血液循环，改善周围组织营养，达到消肿、消炎和镇痛的目的。同时，药物在患处通过皮肤渗透达皮下组织，在局部产生药物浓度的相对优势，从而发挥较强的药理作用。此外，因膏药中有些刺激性强的药物，强刺激通过神经反射，可以调节机体功能促进抗体形成，提高人体免疫力。药物透过皮肤及黏膜后，经过血管或淋巴管进入体循环，也可产生全身性药物作用。

据现代药理研究，黑膏药在吸收、疗效方面优于橡胶膏。但由于黑膏药的制作工艺较为复杂，没有统一标准，不易进行质量控制，导致黑膏药的质量参差不齐。因黑膏药的制作费时费力，中医医院多开展中药外敷，即用中草药粉碎后调入蜂蜜、凡士林等基质呈软膏状，外敷后以棉纸、绷带固定，每24小时换药一次，使用成本较高。黑膏药每贴可使用3~15天，揭下后可再次贴敷，不影响疗效，因此费用较低。但需选择正规医院制作的黑膏药，才能保证其安全性与治疗效果。

特色膏药种类繁多，综合古今膏剂，除去内服煎膏，外用贴膏大致分软膏、硬膏、敷膏三大类剂型。

（1）软膏。人们习惯称为"药膏"或"油膏"，是用植物油、蜂蜡、凡士林或动物脂肪等作为基质，配上中药而制成。软膏对皮肤具有保护、湿润、润滑作用。有些膏药中的药物可透皮吸收而发挥全身作用。这种剂型特色突出，疗效肯定，患者乐意使用，一般的药店均有出售。

（2）硬膏。硬膏制作过程比较复杂，多由特殊工艺制作而成的近似固体的剂型。使用时需加热软化后摊在干净的厚布、牛皮纸或熟制后的狗皮上，贴于患处或穴位。此类硬膏药具有局部或全身的治疗作用，根据基质和制作工艺不同，有铅膏药、松香膏、橡皮膏、狗皮膏、巴布膏剂等。

（3）敷膏。敷膏是将配制好的中药粉，用各种液体调成糊状或软膏状，摊在纱布上贴敷患处或一定的部位。这类剂型制作较简单，可在医生的指导下对证调配使用。比如夏季三伏贴、冬季三九贴，或是针对每种疾病可临时调配中药方剂外治使用，大多数中医医院在制备上多选择敷膏的方式，或是软膏的形式，为的就是考虑因疾病流行特点、每年的气候、环境、流年等特点，可临证换方、每贴都是新制，以保证疗效。

在贴膏药前应选择正确的贴药部位，如偏头痛贴太阳穴；跌打损伤、各种皮肤病等贴敷患处；慢性支气管炎贴肺俞、天突等穴；胃痛贴脾俞、胃俞或上脘、中脘。有些膏药必须贴于体表特定部位，如治疗小儿寒积腹痛的小儿暖脐膏，必须贴于肚脐上。

在贴膏药前，应先用毛巾蘸温水洗净患处，擦干后再贴膏药；红肿痛部位应先用医用酒精消毒后再贴膏药。

关节扭伤应先冷敷患处，不应马上贴膏药。因为用于扭伤的膏药具有活血散瘀的作用，如伤后马上就贴膏药，不但达不到消肿止痛的目的，反而会使局部软组织充血肿胀、疼痛加重。故而正确的贴敷方法是，在皮肤无破损的情况下，先用冷水冲洗患处或用冰敷患处。待24小时后再热敷或贴敷膏药，这样既可减轻疼痛和肿胀，又可缩短病程。

冬天气候寒冷，橡皮类膏药往往不易粘贴住，这时可将膏药贴好后用热水袋热敷一下，或用电吹风吹两三分钟，以便粘贴牢靠，提高治疗效果。

多数人贴膏药后并无明显不适，部分人会感到局部微发热、发痒，这属于正常反应，可以不管。但有一部分人群，贴膏药后局部皮肤出现丘疹、水疱、瘙痒，说明对膏药过敏，应立即揭下膏药，如果过敏反应较轻，则用温水将贴膏药处清洗干净即可。若贴膏药处起疹子、水疱等，应立即将膏药取下，消毒患处，再用纱布包扎。如果水疱大，应到医院用消毒针管将泡内液体抽出，再做相应处理。

外用膏药有着悠久的历史，其制作方法也十分特别，有歌诀曰："一丹二油，膏药呈稠，三上三下，熬枯去渣，滴水成珠，离火下丹，丹熟造化，冷水地下，其形黑似漆，热则软，凉则硬，贴之即粘，拔之即起。"

传统黑膏药的制作工艺

（1）药料的提取（熬枯去渣）。取植物油置锅中，微热后将药料投入，加热并不断搅拌，直至药料炸至表面深褐色内部焦黄为度。此时温度可达220℃，炸好后可用铁丝筛捞去药渣，去渣后的油为药油。最好用铜锅，控制温度可用专用高温温度计。

（2）炼油。取上述药油继续熬炼，待油温上升到320℃（一定要达到温度，很关键），改用中火。炼油的火候：一是看温度计，达到规定温度；二是看油烟，开始为浅青色，渐为黑而浓，进而为白色浓烟，无风时白烟直上；三是看油花，沸腾开始时，油花多在锅壁周边附近，当油花向锅中央聚集时为度；四是看滴水成珠，取少许药油滴于水中，不散开成珠状为度。本操作最难，一定要炼油到滴水成珠，温度很高，一定要注意防火。

（3）下丹成膏。药油炼成后，离火下丹，一般500克油可加250克左右丹，黄丹在下锅前先干燥并过100目筛。少量加丹，边加边搅动，一定要向同方向搅拌。搅成黏稠的膏体，膏药不粘手，拉丝不断为好，过硬则老，过黏则嫩。

（4）去火毒。膏药制成后放入冷水，浸泡，每日换1次水，7日后膏成。

（5）摊涂膏药。取膏药团置于容器中，在水浴或文火上熔化，将细料兑入，搅匀，用竹签取一定量的膏药摊涂在牛皮纸或膏药布上即可，麝香等特别贵重的药可最后撒上。

此外，无铅无丹膏药的渗透主要靠膏药的促进渗透剂，如麝香、冰片、氮酮等，无铅无丹膏制作方便，环境卫生，较易为患者接受。

2. 外伤疼痛
——伤科止痛膏

民间经验方

【组成】当归50克、川芎20克、白芷30克、赤芍30克、大黄40克、苍术30克、血藤30克、郁金20克、高良姜30克、刘寄奴30克、五加皮30克、青木香30克、羌活30克、黄柏30克、血竭30克、姜黄30克、寄生30克、三棱30克、莪术30克、红花20克、桃仁20克、川牛膝30克、玄胡30克、秦艽30克、防风30克、白鲜皮30克、大葱白160克。

细料：制自然铜 30 克、乳没 80 克、血竭 20 克、儿茶 20 克、冰片 10 克、樟脑 10 克。

【制法】将上药用麻油 2500 克浸泡，春秋 7 日，夏 4 日，冬 10 日。用武火熬开，文火熬枯去渣，加入黄丹 1250 克滴水成珠，半冷却后加入细料搅匀，摊于纸上，用时烘化贴于患处。

【功效】活血祛瘀，消肿止痛。

【作用】适合跌打损伤、皮损流血者。

3. 内伤疼痛
——温通止痛膏

民间经验方

【组成】生地 31 克、全当归 31 克、桂枝 31 克、麻黄 31 克、白芷 31 克、甘草 31 克、苍术 31 克、枳壳 10 克、五加皮 10 克、莪术 10 克、桃仁 10 克、山柰 10 克、川乌 10 克、草乌 10 克、乌药 10 克、制首乌 10 克、三棱 10 克、细辛 10 克、柴胡 10 克、防风 10 克、牙皂 10 克、川芎 10 克、刘寄奴 10 克、灵仙 10 克、羌活 10 克、赤芍 10 克、小茴 10 克、香附 10 克、荆芥 10 克、青风藤 10 克、藁本 10 克、续断 10 克、独活 10 克、连翘 10 克、天雄 250 克、血竭 1 团。

细料：肉桂 31 克、麝香 1 克、广木香 10 克、冰片 12 克、樟脑

10 克、乳香 20 克、没药 20 克。

【制法】用麻油 2000 克浸泡，春秋 5 日，夏 4 日，冬 10 日。用武火熬开，文火熬枯去渣，加入黄丹 1000 克，滴水成珠后加入细料搅匀，摊于纸上，用时烘化贴于患处。

【功效】温通经络，活血止痛。

【作用】适用于风湿风寒、劳伤瘫痪、积聚痞块、流注瘰疬、寒湿脚气、鹤膝酸痛、疝气遗精等。

4. 热毒肿胀
——消肿止痛膏

民间经验方

【组成】黄连 9 克、当归尾 15 克、生地 30 克、黄柏 9 克、姜黄 9 克。

【制法】用香油 360 克将药熬枯，捞去滓；下黄蜡 120 克熔化尽，用夏布将油滤净，倾入瓷碗内，以柳枝不时搅之，候凝为度。

【功效】清火解毒。

【作用】适合治疗肺经壅热，上攻鼻窍，聚而不散致生鼻疮，以及干燥肿疼、皮肤湿疹、红肿热疮、水火烫伤、乳头碎痛等。

5. 慢病疼痛
——通经舒痹膏

民间经验方

【组成】威灵仙、透骨草、南星、川乌、草乌、细辛、马钱子、洋金花、蛇床子、血竭各200克，乳香、没药、艾叶各150克，白芥子800克，共为细粉。

【制法】每次取适量，用凉水拌成糊状外敷一小时，有热感正常。3天用一次。

【功效】祛风散寒，除湿止痛。

【作用】适用于风湿性关节炎、肩周炎等。

6. 关节不利
——活血散结膏

民间经验方

【组成】细辛10克、徐长卿20克、生川乌10克、木瓜20克、透骨草20克、伸筋草20克、红花15克、乳香10克、土鳖虫10克、栀子10克、威灵仙10克、大黄5克、赤芍15克、红藤10克、冰片5克、麻油240克、松香120克。

【制法】将麻油加温至40℃~80℃时，入松香煎熬至滴水成珠后，离火降温至 240℃~260℃，入乳香熔化后离火降温至 70℃时，将药末倒入锅中搅拌，约降温至 40℃时加冰片。

【功效】活血化瘀，消肿止痛。

【作用】适合骨质增生、腰突症、股骨头坏死、肩周炎、腰肌劳损、坐骨神经痛等。

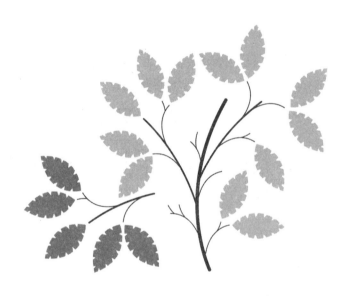